看護研究

日々のケアの知りたいを追究する

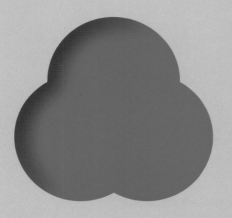

看護学テキスト
Basic & Practice

Gakken

■■■ 編　集
小林　美亜　　　　山梨大学大学院総合研究部 特任教授

■■■ 著　者(執筆順)
小林　美亜　　　　同上
内田　陽子　　　　群馬大学大学院保健学研究科 教授
杉田由加里　　　　千葉大学大学院看護学研究院 准教授
堀　　容子　　　　一般社団法人ハッピーネット 代表理事／元名古屋大学大学院医学研究科 教授（看護学）
富田真佐子　　　　昭和大学保健医療学部看護学科 教授
横山　美樹　　　　東京医療保健大学医療保健学部看護学科 教授

カバー・本文デザイン：野村里香

はじめに

■■■

　"看護研究"という言葉だけを聞くと，何だかとても難しい印象を受けるかもしれません．しかし，みなさんが子供のころ，長期休みになると，自由研究の課題が出され，すでに何らかの研究を行った経験があるのではないかと思います．みなさんは，どんなことに関心をもち，どのような自由研究に取り組まれたでしょうか？　自由研究に取り組んで，新しい発見をして，わくわく楽しい気持ちになることはなかったでしょうか？

　自由研究は，自分の興味から浮かび上がった問題を解決するために取り組む，自発的な一連の活動です．言い換えれば，自由研究の目的は，自主性や問題解決能力を養うことにあります．社会を生き抜き，社会をよりよいものにしていくためには，直面するさまざまな問題を解決していく必要があり，自由研究で養われる力はその基盤になり得るものです．

　看護研究も同じです．看護がかかわるさまざまな"場"に自分の身を置いたり，客観的に眺めたりしたときに，「あれ？これでいいの？」「どうして，こんなことが起きているの？」「これをこのまま放置しておいていいの？」と思ったことはないでしょうか．

　そんなときは，現実を歪める色眼鏡をかけずに，自分が素直に感じた，その問題意識を大切にしてください．そして，それに対する"解"を探しても見つからないのであれば，研究を通じて，問題解決を図ることを検討してみてください．

　研究で重要なことは「知的好奇心」です．「こんなことを考えたら笑われるのではないか？」「こんなことを言ったらくだらないと思われるのではないか？」と，自分の関心やひらめきを行動に移すことに躊躇する必要はありません．素朴な疑問が，思いもよらないような発見や発展につながることがあります．

　例えば，イグノーベル賞（ノーベル賞のパロディ）では，一見，「これが一体，何の役に立つのか」と思われるような，常識にとらわれない，独創性に富む研究や発明などに対して賞が贈られています．そして，これらの研究が，さまざまなイノベーションをもたらし，社会に貢献しています．

　イグノーベル賞2022では，自家造血幹細胞移植で行われる，メルファランの化学療法の副作用の1つである口腔粘膜炎の予防において，従来の氷のチップや塊を口に含む凍結療法の代わりに，一般に小児科で行われているアイスクリームを使う方法が成人でも有効であるかどうかを検証した研究が受賞しました[*1]．

　この研究者らは，この先行研究が見当たらなかったことから，当該研究を実施し，アイスクリームによってメルファランの有害な副作用を防止できることを検証したのです．この結果を受け，アイスクリームによる予防は，費用対効果が高く，患者への負担も少なく，実施しやすい方法として利用できる可能性があることを結論づけています．冷たい氷を口腔内に含み続けるのは，患者にとって不快であり，途中で凍結療法を止めてしまうかもしれません．でも，アイスクリームであれば，氷よりも耐えられる可能性が高まりそうです．

　看護師は，臨床現場で，患者の回復に努め苦痛を和らげたり，看護の対象となるすべての人々に対し，QOLが維持・向上できるように，well-beingな生活環境を整え，日常生活が支障なく送れるように，セルフケア能力を高めたりするために，さまざまな創意工夫を凝らしています．これらを科学的に証明し，よりよい知恵を普及することが社会貢献になります．

　みなさんの問題意識を出発点として，面白いアイディアがどんどん実を結ぶ看護研究になることを期待しています．

2023年3月

小林　美亜

[*1] 以下がアイスクリームの予防効果に関する研究論文です．
Marcin Jasiński, et al.：Ice-cream used as cryotherapy during high-dose melphalan conditioning reduces oral mucositis after autologous hematopoietic stem cell transplantation．Scientific Reports volume 11, Article number: 22507（2021）．

Contents 看護研究 日々のケアの知りたいを追究する

Step4 事例報告をしてみよう

Step5 文献研究をしてみよう

Step6 インタビュー研究をしてみよう

Step 7 抄録，プレゼンテーション資料を作成し，発表してみよう

---

column

本書の特徴と構成

本書は，「概論」「研究計画書の作成」「種々の研究手法」「発表」とステップを踏んで学び，研究を通して看護の問題解決能力が身につくような構成になっています．

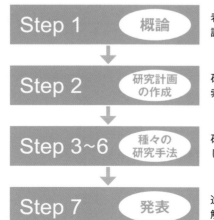

Step 1　概論	看護研究とは何か，研究を始めるために必要な基礎知識を解説しています．
Step 2　研究計画の作成	研究計画書を作成するためのテーマの探し方，文献検索，倫理的配慮，研究デザインを解説しています．
Step 3〜6　種々の研究手法	研究を進めるにあたって，種々の研究方法を解説しています．
Step 7　発表	進めてきた研究を要約し，実際に発表する方法を解説しています．

看護研究とは

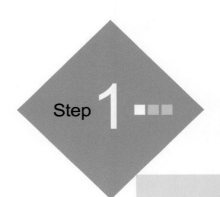

Step 1

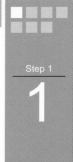

1 看護研究を 始める前に

- 看護研究の必要性について理解できる.
- 経験を通じた学習プロセスを看護研究とひもづけることができる.
- 看護研究のコツについて知ることができる.

看護研究とは?

　看護学は実践の科学であり,エビデンスに基づいたケアにかかる知識をアップデートし続けていく必要があります.その知識を提供するのが看護研究です.看護研究を行う意図は,明らかにしたい目的に基づき,適切な手法を用いて,疑問に答え,知識を深めることにあります.

　たとえば,ひと昔前の褥瘡ケアの予防では,発赤部位のマッサージが効果的とされてきました.しかし,現在,『褥瘡予防・管理ガイドライン(第5版)』では,発生前ケアとして「骨突出部へのマッサージは行わないように勧められる」と示されています.また,ケアの推奨度は,集積された研究結果から得られたエビデンスに基づき,「D:無効ないし有害である根拠があるので,行わないように勧められる」となっています.このように,研究を通じて,エビデンスが集積され,慣習的に行われてきたケアが否定されると,新たなケアに置き換わり,アウトカム(成果)の

向上をもたらします.ここでいうエビデンスは,ある結論の裏づけとして用いられる(実際の,または主張されている)事実にかかわるものです.事実とは,観察または経験を通じて知られたものです[1].

　日々の看護実践において,「自身のケアは本当に役立っているのだろうか?」「なぜ,これをしないとだめなのだろうか?」などの疑問は常に生じます.看護研究は,これらの疑問に対し,問題解決を図るための体系的アプローチです.看護研究によって生み出された新しい知識がエビデンスとして看護実践に結びつけられます.

経験学習を踏まえた 看護研究との関係

　私たちは,経験を通じ,さまざまな学びを得ることにより,失敗を克服したり,成功を活かしたりすることのできる方法を考え,次の看護実践に活かしています.この学習プロセスでは,「どうしてこんなことが生じたのだろうか?」といった失敗や成功に至った背景の把握や,「どうしてこうなったのだろう

ステップ 1
ステップ 2
ステップ 3
ステップ 4
ステップ 5
ステップ 6
ステップ 7

表1　ナイチンゲールの例

①経験	戦地の病院において多くの傷病兵が亡くなっている状況を経験
②省察	その原因はきわめて不衛生な環境によるのではないかと推察
③概念化	病院の衛生環境の改善，栄養状態を改善することなどにより，傷病兵を救う方策を検討
④実践	トイレ掃除をする，部屋を清潔に保つ，患部に接触する包帯などの衛生を徹底し，傷病兵の栄養状態の改善などに取り組む

表2　エビデンスを提示したプロセス

原因	①一施設あたりの過密な人口，②排水，清掃，換気に対する衛生上の欠陥，③食糧の不足，④季節に適した衣類の不足
結果	感染症が猛威を振るい，死亡率の上昇を促した（負傷による死亡者は少数）科学的根拠の提示（本国の死亡率と戦地の死亡率の比較）
対策	建物の衛生上の欠陥の改善と建築様式の改善，基本的看護の提供
評価	環境改善と看護力の投入によって，死亡率の大幅な低下

金井一薫：ナイチンゲールにみる看護の科学性の礎．日本看護研究学会雑誌 34（3）：96～97，2011 より転載

か？」という要因分析，次回につなげるために「こうしたらこうなるだろう」という仮説の生成が行われています．言い換えると，新たな臨床上の専門的な知識や技術の確立に向けた，研究の疑問や仮説が存在しています．

デイヴィッド・コルブは，人が経験を通じて学ぶためのプロセスとして，①具体的な「経験」を通じて，②その内容を振り返って「省察」し，③その体験から得られた学びを「概念化」し，④概念化した成果を応用することにより「実践」するといった段階を踏みながら，それをサイクルとしてくり返す経験学習モデルを提唱しています[2]．それでは，この「①経験→②省察→③概念化→④実践」といった経験学習サイクルに，ナイチンゲールの看護実践をあてはめ，どのように看護研究に反映できるのかをみていきましょう（**表1**）．

ナイチンゲールは，19世紀中頃，最初の従軍看護師として，クリミア戦争に参加し，野戦病院で看護を"経験"します．クリミア戦争からの帰国後に，収集したデータを通じて，衛生状態の改善により死亡率は改善したこと，病院で亡くなった兵士の多くが外傷ではなく，病院内の不衛生な環境による感染症によるものであったことを"省察"し，これらを改善するための方策を"概念化"し，報告書にとりまとめます．これは，まさに自身の経験を看護研究としてまとめたものです（**表2**）[3]．この報告書により，英国陸軍の衛生状態は大幅に改善し，その後の医療システ

表3　五ゲン主義

1	「現場」に足を運び,「どのような場」で起こっているのかを確認する
2	「現物」を手にとり,直接触れて,確認する
3	「現実」を直視して,自分の目で見て確認し,事実をとらえる
4	「原理」として,物事を成り立たせる法則や,それを起こすメカニズムを考え,原理から外れている事柄はないかどうかを考えてみる
5	「原則」として,多くにあてはめることのできる共通の事柄を考えてみる

伊藤賢次:「3現主義」と「5ゲン主義」. 生産管理 7(2):98 〜 103,2001 を参考に作成

ム変革の契機にもつながりました. それでは,このプロセスを掘り下げてみていきましょう.

1　経験

　経験とは,学習者が自身の業務や活動のなかで具体的な経験をする段階です. ナイチンゲールは,傷病兵を救うはずの病院で,多くの人が亡くなっているのを目のあたりにします. 起こっている現象を自身の想像や知識,他者から聞いたことだけに依存するのではなく,まずは五感を駆使して判断することが,経験です. 経験から得た結果を受け入れることにより,より多くの「気づき」を得ることができ,これが研究のスタートになります.

　ナイチンゲールの場合,「なぜ,傷病兵を救うはずの病院でこんなに多くの人が亡くなっているのだろうか?」「なぜ,助けられないのだろうか?」という疑問が,「なぜ,この状況が生じているのか?」「どうすればこの状況を改善できるのか?」といった研究上の問い(リサーチ・クエスチョン)を生み出しています. 看護実践と看護研究を結びつけるためには,この事例からも,まず五ゲン主義(**表3**)[4]に基づいて,経験を積むことの重要性がわかります.

　なお,研究上の問いとして,①すでに答えがわかっている問い,②自身が答えを知りたいと思わない問い,③答えがわかっても役に立たない問い,④答えようがない問いや答えが1つに決まらないような問いは,適切でない問いになります[5]. オリジナリティがあること,答えをなんとしてでも見つけたいという強い関心をもてること,有益な知見を提供することにより社会に何らかの貢献ができること,解答を疑問に対して適切に提示できることが研究上の問いには求められます.

　研究上の問いは,自身の看護実践のなかから自身が気づき,発見できればよいですが,自身の経験が少ないと,1つの物事の見方にとらわれ,疑問に気づけないことがあります. このような時には,自分とは異なる経験をもっている人,多くの経験をもっている人と議論をしながら,研究上の問いに気づくことも大切です. また,自身が疑問と思っていることが,他者も同じように感じているとは限りません. このようなことにも気づき,本当に研究上の問いにすべきかどうかを吟味することも大切です.

2　省察

　省察は,経験を多様な視点から振り返り,結果をもたらした背景や要因について考えを巡らせる段階です.

　ナイチンゲールは,①一施設あたりの過密な人口,②排水,清掃,換気に対する衛生上

の欠陥，③食糧の不足，④季節に適した衣類の不足が，結果として感染症を引き起こし，これが死亡の要因になっていることを突き止めます．この省察が，事象の構成因子を探索したり，関連性や因果関係を検討したりする看護研究の仮説生成につながっています．

3 概念化

概念化は，自身の経験を通じて，省察した事柄をほかの場面でも活用したり，他者も活用したりすることができるようにモデル化を図る段階です．

ナイチンゲールは，建物の衛生上の欠陥や建築様式の改善を図り，衛生状態の改善につながる基本的な看護の提供を提示しました．このような自身の経験の概念化は，「看護理論」の構築をもたらす質的研究に該当するものです．

4 実践

実践は，概念化を図ったモデルを，実際に新たな場面で試す段階です．ナイチンゲールが提示したモデルは，英国政府の衛生改善委員の介入により，ほかの病院でも行われるようになり，劇的に死亡数は減少しました．この結果のとりまとめは，まさに，新たな看護実践の一般化を図るためのエビデンスを提示した研究になります．

*

このように，日々の看護実践を通じた経験学習の内容を看護研究とリンクさせることで，看護の実践に役立つ新しい知識を既存の知識体系に加えたり，また新たに知識体系を構築したりすることに役立ちます．現今では，経験に基づく看護ケアから，EBP（Evidence-based Practice，エビデンスに基づいた実践）が重要視されています．看護における EBP は，研究によって示されたエビデンス，臨床上の専門的知識（臨床判断と経験），患者の嗜好を統合したものになります．EBP により，看護師は個別化された，適切なケアを提供できるようになります．したがって，看護研究は，EBP におけるエビデンスを提供するために必要不可欠な要素となります．

臨床の疑問に対する解答可能なエビデンスが存在しなければ，それを臨床実践には適用できず，効果がない，あるいは不確かなケアを続けることになってしまいます．自身の経験を自身のなかだけに留めず，看護研究に結びつけ，EBP に活用することのできるエビデンスを構築していきましょう．

研究のプロセス

研究を進めるためには，基本的なプロセスを踏む必要があります（**表4**）[5]．研究上の問いに対する解答は，一足飛びには得ることができません．たとえば，事前の準備や計画もなく，いきあたりばったりでデータを収集し，分析を開始しても，不適切な方法でデータをさわるだけとなり，いつまでたっても，自身の研究上の問いには答えることはできないでしょう．このため，研究の基本的なプロセスを踏むことのできる知識を習得することが求められます．

また，研究においては，実際にデータの収集を開始する前段階である**表4**の**1〜6**の準備に，十分時間をかけ，ていねいに行うことが求められます．とくに，研究課題の設定では，自身の明らかにしたいと考える研究上の問いが本当に研究上の問いになり得るかど

ステップ 1
ステップ 2
ステップ 3
ステップ 4
ステップ 5
ステップ 6
ステップ 7

表4　研究の基本的なプロセス

1	研究課題の設定
2	文献レビュー
3	研究目的の明確化
4	研究デザインに基づいた研究方法を検討し，研究計画書を作成
5	必要に応じて予備調査を実施し，研究計画書を改良
6	倫理委員会に申請し，研究実施の承認を得る
7	研究の実施（データの収集）
8	データの集計・分析
9	データ結果を解釈する
10	研究成果を報告書，論文などにとりまとめる
11	研究成果を研究会，学会，学術雑誌などを通じて公表する

横山美江：よくわかる看護研究の進め方・まとめ方．第3版．横山美江編，p.63，医歯薬出版，2017 を参考に作成

うか文献レビューを通じて確かめること，また文献レビューの結果を踏まえて，研究上の問いをさらに絞り込んだり，修正したりすることが大切になります．この準備を怠ると，あとになってから，すでに自身の研究上の問いはほかの研究によって明らかにされていることが判明し，研究が途中で頓挫したり，問いが的外れとなり，せっかく研究を行っても結果を公表できなかったりすることがありますので，留意しましょう．

研究のコツを得るために

　研究をこれまで行ったことがなかったり，少ししかかじったりしたことがない研究初心者は，研究の基本的な一つひとつのプロセスを踏むたびに，迷いや戸惑いが生じ，壁にぶつかることも多くなると思います．そのような時には，自身のテーマと類似したもので，かつ自身が行おうとしている研究デザインを選択しているすぐれた研究論文を探し，その論文を読み込んでみましょう．すぐれた研究論文は，その分野の専門家が研究を査読（ピアレビュー）により評価し，研究の信頼性や妥当性の観点から質が担保された論文が掲載された学術雑誌（ジャーナル）から探すことをお勧めします．よい研究を模倣することにより，無理なく研究のプロセスや研究のまとめ方についても学ぶことができます[5]．

　また，よい論文かどうかを判断するためには，研究論文をクリティークする力が必要になります．クリティークは，研究の強みや弱みに関して検討する批判的吟味であり，研究としての価値を評価することです[6]．研究論文を読む時に，まずは**表5**に示した視点から研究を評価しながら読み込む習慣をつけましょう[7]．また，自身での評価が難しい時や疑問が生じた時は，そのままにせず，研究指導者の指導を仰ぐようにしましょう．

表5　研究の評価の視点

1. タイトル	・研究の内容を端的に表現しているか？ ・研究内容との乖離がないか？
2.「はじめに」 あるいは 「緒言」	・研究の背景は明確か？ ・研究の目的は明確か？ ・研究において重要な用語については定義されているか？
3. 方法	・選択された対象あるいは標本はその研究課題を解くのに適切であるかどうか？ ・研究が行われた場についての特徴が述べられているか？ ・研究デザインは適切か？ ・実験研究を行う場合には，適切に実験が組まれているかどうか？ ・調査項目や評価指標などは適切に選択されているか？ ・データの収集方法は適切か？ ・データの分析方法は適切か？ ・倫理的配慮が適切になされているか？
4. 結果	・結果の内容は，研究課題と方法で述べた事柄と対応しているかどうか？ ・結果の提示の仕方は適切か？ ・結果の解釈が混在していないかどうか？
5. 考察	・得られた結果に対しての考察になっているかどうか？ ・結果の解釈は，先行研究の結果などを踏まえ，客観的になされているかどうか？ ・論理の飛躍がないかどうか？ ・他の研究結果との比較検討が十分に行われているかどうか？ ・研究の限界が検討され，研究の課題が示されているかどうか？

数間恵子，岡谷恵子，河正子編著：看護研究のすすめ方・よみ方・つかい方．第2版．p.89〜96，日本看護協会出版会，1997をまとめた

引用文献
1) Lomas J, Culyer T, McCutcheon C, et al : Conceptualizing and combining evidence for health system guidance. Ottawa : Canadian Health Services Research Foundation, 2005.
2) デイヴィッド・コルブ，ケイ・ピーターソン：最強の経験学習．中野眞由美訳，辰巳出版，2018.
3) 金井一薫：ナイチンゲールにみる看護の科学性の礎．日本看護研究学会雑誌34(3)：96〜97，2011.
4) 伊藤賢次：「3現主義」と「5ゲン主義」．生産管理7(2)：98〜103，2001.
5) 横山美江編：よくわかる看護研究の進め方・まとめ方．第3版．医歯薬出版，2017.
6) 操華子，松本直子：臨床看護研究の道しるべ．日本看護協会出版会，2006.
7) 数間恵子，岡谷恵子，河正子編著：看護研究のすすめ方・よみ方・つかい方．第2版，日本看護協会出版会，1997.

ステップ1
ステップ2
ステップ3
ステップ4
ステップ5
ステップ6
ステップ7

研究計画を作成しよう

Step **2** ■■■

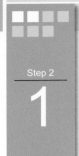

1 研究テーマの探し方

Step 2-1
学習目標

- 研究テーマの探し方が理解できる.
- 研究テーマと目的の関係について理解できる.
- 研究計画書に書く内容について理解できる.

研究テーマを 導き出すための道のり

　研究テーマはすぐには見つけられません. その道のりにはいくつかの作業が必要です. 道のりを歩むために, まずは疑問をもち, そしてその疑問を解くために根気と熱意をもって, 文献を調べ, 探し出して読み, 理解して, わかったことや明らかになったことをまとめるなどのワークが求められます. 研究テーマを見つけるだけでも大変ですが, その後の研究の道のり (研究計画書の作成, 実践, 論文のまとめなど) にも, さまざまな作業が待っています. 難題続きの山を次々と越えなければなりません. しかし, 研究の道のりはつらく厳しいだけではありません. その途中には, 新しい発見や気づきが多くあります. 山頂に立った者だけが, その喜びや感動を体感できるのです (**図1**).

　研究活動をとおして, 看護学生に学んだことを尋ねると,「物事を客観的にみること」「論理的に考えること」「看護実践には根拠が必要なこと」「文献を読み要約する力が必要な

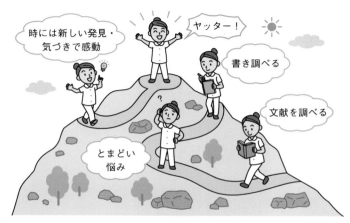

図1　研究テーマの探索と研究への道のり

1 研究テーマの探し方　11

ステップ 1
ステップ 2
ステップ 3
ステップ 4
ステップ 5
ステップ 6
ステップ 7

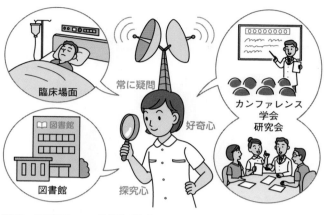

図2　研究テーマを探し出す

こと」「言語化（活字化）して他者に伝える力が必要なこと」を学んだといっています．このように，看護学生は，研究発表会を通じて研究の道のりに必要なワークを振り返っています．

　すべての人に役立つ看護のエビデンスづくり，看護学の発展のためには研究は必須であり，そのための道のりは，地道な探求の積み重ねの連続になります．

研究テーマをどうやって探すか？

　研究テーマをどこで見つけるのでしょうか？　まずは，看護の臨床現場に足を運びます．研究の対象者（患者さんやご家族，看護職や他職種，地域住民の方など）と直接会って，話を聞く，看護を実践してみる，患者さんの置かれている環境にも目を向ける．まさに，日々の対象者との出会い，看護体験，実習から，研究テーマが見つかります（**図2**）．

　それ以外に，図書館や教員の研究室に日々足を運び，注目されている研究テーマについての情報収集を図ることも大切になります．

研究が掲載されている学会誌や雑誌の目次あるいは表紙をみるだけでも，最近の研究動向がわかります．また，日々の看護カンファレンスや勉強会，外部での学会や研修会等に参加することでも研究テーマが見つかります．学会は，まさに研究のオンパレードで，たくさんの演題が集まりますので，テーマを見つけるには最適な場所となります．

　研究は主体的な活動です．人からいわれて動くのではなく，常に自分のアンテナを高くして，研究テーマになりそうなものをキャッチできるようにしておくこと，キャッチしたらすぐに動くこと，調べることが大事です．

研究の動機からリサーチ・クエスチョンに

　研究テーマを形にするには，看護に対する疑問を明確にすることから始めます．そのためには，自分が実践または見学した看護の振り返りをして，疑問を考えてみましょう（**図3**）．研究の出発点は常に疑問から始まります．

　自分自身の看護実践について，たとえば，

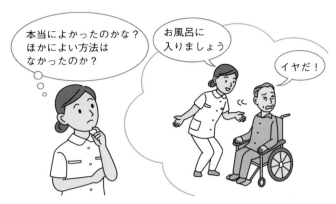

図3　看護の振り返りによる疑問の確認

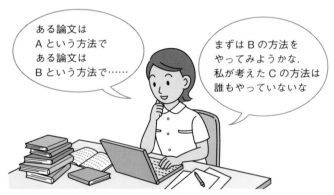

図4　疑問から研究の動機につなげる

「認知症をもつ高齢者に対して，自分が一方的に入浴介助をしたが，もっとよい方法があったのではないか？」という疑問が浮かんだとします．その疑問をまず，言語化してみます．また，「患者さんはどうしてあのような行動（看護に対する拒否）をとったのだろうか？」「患者さんの行動にはどんな思いがあったのだろうか？」「ご家族は自宅で介護するためにどんな不安があるのだろうか？」など，患者さんやご家族側に立った疑問も考え，考えるだけでなく，それを書き出して検討します．いつも問題意識をもち，看護を振り返り疑問をもつことが，研究の動機になり

ます（**図4**）．

　しかし，これはまだ単なる思いつきの疑問の段階です．次のステップである研究課題（Research Question）に進まなければなりません．そのために，自分の疑問の答えやヒントになるような文献を確認します．文献を調べて解答が見つかったとすれば，それは自分だけの疑問（知らなかった）なので，その文献を通じて学習するということになります．しかし，解答が見つからず，他の人にとっても同じように疑問であり，解決されない場合には，研究課題（リサーチ・クエスチョン）になる可能性が高くなります．

ステップ 1
ステップ 2
ステップ 3
ステップ 4
ステップ 5
ステップ 6
ステップ 7

研究に値するものなのかの吟味

　リサーチ・クエスチョンを確固たるものにするために，さらに文献を検索して，それを深く読んでいきます．すでに研究されていることなのか，まだ研究されていないことなのかが確認ポイントです．たとえば，「絶食中の患者さんに本当に口腔ケアは必要なのか？」という疑問に対して，文献を探し，読み進めていけば，根拠とともに「必要である」ということを示した研究論文がたくさんあることがわかります．この場合，それは研究課題にはなりません．これは，自分自身の学習の範疇になります．

　「絶食中の患者さんに私が考えたＡという機能つき歯ブラシを使えば，もっと口腔内がきれいになるのではないか？」という疑問では，「Ａという機能つき歯ブラシ」がすでに考案されていないか，調べ，吟味する必要があります．誰も開発しておらず，論文にもそのような開発と効果が示されていないものであれば，オリジナリティ（独創性）がありま

すので，それは研究課題になります．また，Ａの機能が，基本的な事柄として，安全・安楽なものかも文献であわせて確認する必要があります．

　すでに研究されていることであっても，その研究の数が乏しかったり，研究の方法に限界性があったりして，追加の研究が必要なものであれば，同じ研究課題で同じ方法で研究を行う，もしくは同じテーマで異なった方法で研究してみる価値があります．

　研究には多大なエネルギーが必要となります．無駄な労力を使わないためにも，研究に値するものかどうかをよく文献を調べて吟味します．また，文献だけの確認に留まらず，自分が扱えるものか，研究課題となる対象者がいるかどうか，研究の仲間がいるか，指導教員がいるか，時間や費用がどのくらいかかるかなど，いろんな条件を含めて検討していきます（**図5**）．そのために，研究会やゼミナールをとおして，自分一人だけではなく，指導教員，他の学生，看護職員など，多くの人たちと意見を交わしながら，研究テーマとしての適・不適の判断，テーマのブラッシュアップをしていきます．

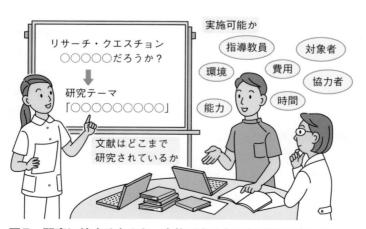

図5　研究に値するものか，実施できるものか討議を重ねる

表1　研究テーマのよい例，悪い例

よい例	白内障をもつ高齢患者に認識しやすい注意書きの文字と色彩 ⇒具体的でありながらも簡潔に記述. 　キーワード（白内障，高齢者，注意書き，文字，色彩）も複数含んでいる
悪い例	白内障をもつ患者に理解を高める看護の検討 ⇒「理解を高める」だけでは何の理解なのかわからない.「検討」という言葉 　も抽象的である

　研究テーマの記述は，一目でみて何をしている研究なのかがわかるように，具体的に表現します．長々と記述せずに簡潔にまとめなければなりません．また，テーマのなかに研究の核となるキーワードを含んでいることも求められます（**表1**）．そして，テーマと目的は一致していなければなりません．

研究目的の明確化

　研究目的は，この研究で何を明らかにしようとするのかを示すものです．研究目的の言語化は簡潔な文章で示します．たとえば，「○○○を明らかにする」というように，述語を「明らかにする」と表現することが多いです．研究目的は，疑問，研究課題（リサーチ・クエスチョン），研究テーマとの関連の検討を経て明らかにされるものです．これらの一連の過程はつながっていなければなりません．

1　プロセスの例（その1）

　表2に研究目的の明確化の例を示しました．「実習中に入浴ケアを行った時に，拒否する認知症患者さんが多かった．私の言い方がよくなかったのか？」の疑問がわきました．この段階では，単なる自分の看護に対する疑問です．

　そして，文献を調べていく過程で，入浴前の声かけが入浴するかどうかの決め手になる要因であることを確認し，明確な声かけの具体的な内容がないことを確認した後，「認知症患者さんを入浴に誘う時，拒否される声かけと拒否されない声かけは違いがあるのだろうか？」を研究課題にします．

　そして，研究テーマを，「認知症患者への入浴誘導時の拒否される言動と受け入れられる言動の差異と特徴」にします．研究目的は，研究テーマの表現をそのまま使って，「認知症患者への入浴誘導時の拒否される言動と受け入れられる言動の差異と特徴を明らかにする」とします．

2　プロセスの例（その2）

　次に，筆者の研究の例を紹介します（**表3**）．認知症高齢者の患者さんに，改訂長谷川式簡易知能評価スケールを使って質問した際に，途中から質問への回答を拒否された経験がありました．「長々と質問をしなくてもすむ認知機能テストはないだろうか？」と，文献を調べていくと，時計描写テスト（10cmくらいの大きさの円の中に，数字のすべて入った11時10分の時計の絵を描き，正しく描けているか確認），山口キツネ・ハト模倣テスト（「私の手をみて同じ形をつくってください」とキツネとハトの手の形をそれぞれ示して模倣ができるかどうかを確認）があることがわ

表2　研究目的の明確化の過程（プロセス）その1

項目	例
疑問	実習中に入浴ケアを行った時に，拒否する認知症患者さんが多かった．私の言い方がよくなかったのか？
研究課題（リサーチ・クエスチョン）	認知症患者さんを入浴に誘う時，拒否される声かけと拒否されない声かけは違いがあるのだろうか？
研究目的	認知症患者への入浴誘導時の拒否される言動と受け入れられる言動の差異と特徴を明らかにする
研究テーマ	認知症患者への入浴誘導時の拒否される言動と受け入れられる言動の差異と特徴

表3　研究目的の明確化の過程（プロセス）その2

項目	例
疑問	認知症高齢者に質問形式の簡易的な認知機能テストをした時，拒否された．怒られた．楽しくできるテストはないだろうか？
研究課題（リサーチ・クエスチョン）	折り紙を使って認知機能テストができないだろうか？
研究目的	折り紙式認知症スクリーニングテストの方法を明らかにして開発する
研究テーマ	折り紙式認知症スクリーニングテストの開発

かりました．

しかし，「もっと楽しくできる方法はないだろうか？」とさらに疑問を追究しました．その時，私が卒業研究を担当する看護学生が「自分は折り紙が得意で，高齢者も折り紙が好きな人が多い．折り紙を利用した簡単な認知機能テストを作成してみたい」と提案してきました．まさに，私と看護学生が考える認知機能の評価のあり方は一致したのです．

そこで，ここでの研究課題（リサーチ・クエスチョン）を「折り紙を使って認知機能テストができないだろうか？」，そして，それに連動する研究目的を「折り紙式認知症スクリー

ニングテストの方法を明らかにして開発する」として，研究計画を練っていきました．この論文[1]は学部生の卒業研究にとどまらず,その後,学会誌に研究論文として掲載されました．

研究目的とテーマの一致

研究目的とテーマは一致しなければなりません．もっと厳密にいえば,研究課題（リサーチ・クエスチョン）とも一致させます．動機から研究課題，研究目的，研究テーマを言語化していくあいだに，脱線してズレてしまう

表4　研究課題，研究目的とテーマがズレている悪い例

項目	例
疑問	実習中に高齢の男性患者さんに面会に来た高齢の妻が話もせず，逃げるように帰っていった．なぜだろうか？
研究課題（リサーチ・クエスチョン）	面会に来る高齢家族にはどんな苦悩があるのだろうか？
研究目的	高齢家族の面会を促すかかわりと患者の要望を明らかにする ⇒唐突に「面会を促すかかわり」と書かれており，「（家族の）苦悩」から「患者の要望」に変わっている
研究テーマ	高齢家族の面会を促すかかわりと看護師の要望 ⇒患者の要望から看護師の要望に変わっている

表5　研究課題，研究目的とテーマを正しく修正した例

項目	例
疑問	実習中に高齢の男性患者さんに面会に来た高齢の妻が話もせず，逃げるように帰っていった．なぜだろうか？
研究課題（リサーチ・クエスチョン）	面会に来る高齢家族にはどんな悩みがあるのだろうか？
研究目的	面会に訪れる患者の高齢家族の悩みを明らかにする
研究テーマ	面会に訪れる患者の高齢家族の悩み

ことがあります（**表4**）．それを確認するために，それらを並べて確認します．

　表4では「実習中に高齢の男性患者さんに面会に来た高齢の妻が話もせず，逃げるように帰っていった．なぜだろうか？」と疑問をもち，文献を確認して，「面会に来る高齢家族にはどんな苦悩があるのだろうか？」と研究課題にしています．ここまでは，順調です．しかし，研究目的が「高齢家族の面会を促すかかわりと患者の要望を明らかにする」となっています．「面会を促すかかわり」と，急に家族から看護のかかわりのほうに目が向いています．

　また，研究課題では，「家族の苦悩」となっていましたが，研究目的では，「患者の要望」となっています．主語が変わっているだけで

なく，言葉も変わっています．これは，誰を主体とするのか，どの立ち位置で研究をしようとしているのかわかっていないことに加えて，言葉の重要性がわかっておらず安易に使っているとみなされます．言葉は研究のキーワード（要となる言葉）にもなりますので，言葉の使い方，活用にも注意を払います．少なくとも用語例などがわかる辞書などで確認し，また，同じような言葉を使っている文献を確認して，その言葉を使ってよいか判断して使います．

　さらに，研究テーマが「高齢家族の面会を促すかかわりと看護師の要望」となっています．研究目的は患者の要望なのに，研究テーマでは看護師の要望になっています．いったいこの研究は何を明らかにしたいの？　と質

表6　研究目的の明確化の過程（プロセス）その3

項目	例
疑問	実習中に白内障の術前の高齢患者さんが，ベッドに移ろうとして転びそうになった．もしかして，白い床に白いシーツがわかりにくかったのではないか？
研究課題（リサーチ・クエスチョン）	白内障をもつ高齢患者が白い床にあるベッドに移動する際に認識しやすいシーツの色は何色がよいだろうか？
研究目的	白内障をもつ高齢患者がベッドに移動しやすいシーツの色を明らかにする
研究テーマ	白内障をもつ高齢患者がベッドに移動しやすいシーツの色の研究

問したくなります．あれもこれも明らかにするのではなく，頭を整理して絞り込むことが重要となります．そのために，言語化して，ズレていないか，脱線していないか確認する必要があります．

それらを踏まえて正しく修正したものを**表5**に示します．辞書などで調べた結果，「要望」や「苦悩」という言葉が大変複雑な意味をもつことがわかり，高齢家族でも研究者である看護学生でもわかる「悩み」という言葉に変えています．

研究テーマは，研究目的を簡潔にしたものであり，それをみると，何を明らかにする研究なのか，研究目的も推察できる表現になっています．そして，両者は一致しなければならないのです．

もう1つの例を**表6**に示します．「実習中に白内障の術前の高齢患者さんが，ベッドに移ろうとして転びそうになった．もしかして，白い床に白いシーツという環境が，ベッドのある場所をわかりにくくさせたのではないか？」という疑問が挙がったとします．ここで，患者さんの身体の問題点に目を向けるのではなく，環境に目が向いたことは注目すべき点です．研究では，誰もが考える点に注目するだけでなく，誰もが目を向けない点から考える発想の転換も重要となります．

研究テーマ・目的から研究計画書案を書いてみる

1 計画書に記述する内容

研究テーマと目的が明確になったところで，次は研究計画書の着手に取りかかります．ここでは簡単に説明しますが，詳しくはStep 5（p.168）を参照してください．

研究計画書には，研究テーマ，氏名・所属（メンバー），研究の意義，研究目的，研究方法，倫理的配慮を記載します（**表7**）．研究を実行するための計画案を作成するのです．計画書を作成せずに，いきなり研究を始めるとうまくいきません．これは研究者だけでなく，対象者にも迷惑，不利益を与えます．それを避けるためにも，文献検索をして，十分に科学的に練り上げた研究計画書を必ず作成します．研究計画書とあわせて，調査票（アンケートや面接に使う時の評価表），対象者への説明書と同意書，必要な資料も一緒に作成します．

研究計画書は研究を実施してよいかを第三者（倫理委員会など）の承認を得る時や対象機関や対象者への説明や同意を得る時にも役

ステップ 1
ステップ 2
ステップ 3
ステップ 4
ステップ 5
ステップ 6
ステップ 7

表7　研究計画書の例とポイント

テーマ：
年齢別にみたベッド臥床状態から見える視野の特徴

> テーマは簡潔で何を明らかにしたいのか，研究目的もわかるように書く．キーワード（ここでは，視野，ベッド，臥床，年齢）が含まれている

氏名・所属：

_____

> 研究の動機，研究課題を含め，文献検索による先行研究についても説明している

研究の意義：
　急性期治療を受ける患者はベッド臥床を余儀なくされることが多い．看護師は臥床中の患者に声をかけ，清拭やおむつ交換などの看護行為を行うが，患者の年齢により，その認識や返答に差があるのではないかと感じた．文献を検索すると，認識には認知機能の他に，感覚機能の影響があることが報告されていた[1]．感覚機能には聴覚，視覚，触覚，嗅覚，味覚などがあるが，視覚に関する研究は少なかった．年齢別にベッド臥床中の視野を測定すれば，看護師の声かけや援助は，その視野に入って説明すれば，認識しやすくなり効果的であるのではないかと考えた．

> 本研究で何を明らかにするのか明確に記述し，研究目的とテーマは一致している

研究目的：
　年齢別にみたベッド臥床状態から見える視野の特徴を明らかにする．

> 対象者の条件と人数，リクルート（募集方法）を記述する

研究方法：
1. **対象者**：A県B市の承諾を得て，B市C公民館で毎月開催されている健康教育に参加している住民を対象に研究協力者を募るチラシを配布し，リクルートする．対象者の条件は，B市C公民館の健康教育の後に研究に同意をし，研究時間（1人20分程度）がもてる人で，現在，通院していない住民50人とした．

2. **研究方法**
　1）視野の測定方法
　　公民館で簡易ベッドを設置し，仰臥位をとってもらう
　　（資料の図参照）．

> 研究方法は第三者からみて追試できるように具体的に説明する

　　視野測定は，眼科医師の協力を得て，専門家に測定してもらう．
　2）分析方法
　　65歳未満と65歳以上の2群で視野の差の検定（t検定）を行う．

> 統計手法など分析方法について明記する

3. **倫理的配慮**
　対象者には紙面とともに口頭でも説明を行い，同意書を得て行う．対象者は一度同意しても，途中で断ることもできる．情報は個人を特定するものは収集しない．臥床中はスクリーンをひいてプライバシーを確保する．研究は○○倫理委員会の承認を得て行う．

> 対象者への倫理的配慮や倫理委員会承認について明記する

表8　PICOを意識して書いてみる

PICO の単語	PICO の意味する内容	例
P：Patient/ Participants （患者/参加者）	対象は？（誰にするか）	20〜64 歳の健康な成人 300 名
I：Intervention （介入）	介入は？（どのような介入をするか）	Web 媒体による健康教育の実施
C：Comparison （比較）	何とくらべるのか？（対照群と実験群の設定をするか，介入の前後とくらべるか）	紙媒体による健康教育の実施群とくらべる
O：Outcome （結果）	その結果は？（効果） （効果はどのようにして測定するか）	体重，血圧，血液データ

立ちます．さらに研究費獲得のためにも必要な書類です．研究費の申請に際しては必ずどの機関からも研究計画書の提出が求められます．この計画書が有益なものか，実現可能かなどが審査され，研究費採択の決定がなされます．

研究計画書ができたら，続けてそれに則った実践が待っているとはいえ，ひとまず研究の第一の目的を達成，ひと山を越えたということになります．

研究計画書を作成するために，研究テーマの探索や吟味，文献検索，そして，研究目的を定め，その目的を明らかにするために，どんな方法をとればよいか考えていきます．

研究の種類やその方法については，Step 2 の 4（p.42）で詳しく解説します．

2　PICO を意識して書き出す

PICO とは，**表8** に示した要素の略語です．事例に対してなんらかの看護実践（看護介入）を行う場合は，この要素を意識しながら，研究計画書をまとめます．

また，次章に説明していますが，文献を読む時も，この PICO を意識して読んでいくことで文献の理解も深まります．

3　研究方法も吟味して研究計画書を作成

明らかにしたい目的，テーマが決まったら，その方法を吟味して具体的に書いていきます．研究方法は Step 2-4 の p.42 から詳しく解説していますので，ご参照ください．

研究方法には，患者さんに実践して評価する事例研究や，多くの事例への実践を評価する介入研究などがあります．他にも，患者さんに面接やインタビューを行う面接調査，アンケート用紙を配布して回答を分析する質問紙調査，実験室を設定して測定器具で評価する実験方法，過去の文献を調べてまとめる文献研究など，多様です．

明らかにしたいテーマに応じた方法を選択していきます．また，その方法が自分でできるのか，看護師や教員の手助けがあれば可能か，費用はいくら必要か，限られた時間で研究がまとめられるのか，その要素も踏まえて決めます．

研究方法が決まったら，第三者でもわかるように，また追試できるように，具体的にその方法を書いていきます．研究方法の種類，対象者（条件や人数，リクルート方法など）やデー

タ収集方法（どのような情報を収集するのか），分析方法（統計手法やカテゴリ化する手法など）です．これらを書く時には，先行研究を活用しながらまとめていくとよいでしょう．

加えて，倫理的配慮（Step 2-3 p.31）を記述して，必要時，研究費や利益相反のことも明記しておきます．最後に，研究計画書に引用した文献をリストにしておきます．アン

ケート用紙や評価票などの資料も添付資料として準備します．

研究計画書の書式は通常，教育機関（大学など）や倫理委員会で指定されたものなど自施設で規定されたものを使用します．共通して必要とされる要素を**表9**に示します．

そして，倫理委員会の承認を受けて，研究の実施に進んでいきます．

表9　研究計画書に必要とされる要素

要素		書くこと
研究課題		研究テーマ（表題）
研究メンバーと役割		研究責任者（代表者）の氏名（所属・職位），研究分担者の氏名（所属・職位）
連絡先		研究責任者の連絡先（電話，FAX，E-mail）
研究方法の種類		事例研究，介入研究，調査研究など
研究の意義・目的		どうしてこのテーマで研究をするのか（動機），この研究が求められている背景や意義，先行研究について，何を明らかにしたいのか（目的）
研究方法	対象者	対象の条件と人数（サンプルサイズ），リクルート（募集）方法
	研究方法に応じたデータ収集方法など	1. アンケート調査　おもな質問紙の項目と具体的な項目，回答方法（選択式か記述式か）など
		2. 面接調査　面接時に問う項目，面接時間と場所，録音するかどうかなど
		3. 実験研究　実験室の条件や構造，測定器具の種類や操作方法，実験値を記述する方法など
		4. 文献研究　文献検索の方法（キーワード，文献ソフト，データベース，検索の方法，何年の文献かなど）
		5. 事例研究　事例紹介，看護計画，看護の評価方法など
	分析方法	量的データに対しては統計方法，質的データについてはカテゴリ化する方法を記述する
倫理的配慮		対象者に対する説明と同意の取り方，個人情報保護や同意後も同意を取り消すことができる権利への配慮，倫理委員会承認など
研究費用		研究にあてる費用名とおおよその額，利益相反※の有無（必要時，利益相反申告書）
引用文献		計画書で引用した文献を文中では番号を振り，最後に番号を明記してリスト化しておく
添付資料		アンケート用紙や評価票，看護計画やプロトコール，手順書，アンケート用紙，面接用調査用紙や半構造化面接用紙など

※…利益相反とは，患者の利益と研究者や企業の利益が相反することであり，それが生じているかを記述する

引用文献
1）松原昇平, 小山晶子, 内田陽子ほか：折り紙式認知症スクリーニングテストの開発, 日本認知症ケア学会誌15（3）：647〜654，2016.

ステップ 1
ステップ 2
ステップ 3
ステップ 4
ステップ 5
ステップ 6
ステップ 7

- 文献検索の方法について理解できる.
- 文献の整理について理解できる.
- 文献の記述（引用文献・参考文献）について理解できる.

文献検索と文献入手の方法

1 文献とは

文献とは，調べたりする時に役立つ活字や記録，印刷された文書などであり，書籍，論文，新聞や雑誌などが含まれます．このように，文献にはかなり幅広い種類が存在するので，適切な情報源から正しい情報を入手するために，質の高い文献検索と文献検討が研究では重要となります.

2 日頃から文献を読み，文献に慣れる

文献をどのように，どのくらい集めるのかを決め，そしてそれらを読みこなし，いかに自分の研究計画書に活かすかがポイントになります．まずは，日頃から，図書館に足を運んで学会誌や書籍などの表紙や目次をみたり，本文にざっと目を通したりして，広く文献に触れることで慣れていきます．インター

ネットでもキーワード検索をすれば，今一番多く閲覧されている記事や論文などの文献がみられます.

また，活字に慣れていくために，日頃から文献を読んで，要約する，必要なエッセンスを抜き出す作業をくり返し行います.

3 文献検索の方法

文献の入手方法には図書館の貸し出しや閲覧，コピーのほか，書店や各学会からの書籍や学術誌の購読，インターネットでの検索があります.

文献を効率的に探し出すには，インターネットの活用が欠かせません．Google やYahoo などを使った検索でも，簡単に情報が入手できますが，すべての情報が信頼できるものとは限りません．その点，データベースを使った文献検索は研究に適しています．データベースは専門家が作成しており，研究に適した情報を効率的に入手できます．国内では医中誌（NPO 医学中央雑誌刊行会），CiNii（NII 学術情報ナビゲータ）などがあります．海外では PubMed，CINAHL など

表1　データベースの目的，代表的な名称と特徴

目的	データベースの名称	特徴
本・雑誌を探す	CiNii Books （全国の大学図書館の本が対象）	全国の大学図書館等が所蔵する本（図書や雑誌等）の情報を検索できる
	NDL ONLINE （国立国会図書館の本が対象）	国内機関が提供するデータベースを対象に図書や雑誌，デジタルコンテンツに関する検索が可能である．全学問分野を対象にしている
論文を探す	医中誌Web	国内の医学・歯学・薬学・看護学および関連分野論文の文献情報を検索できる
	CiNii Articles	国内学協会発行の雑誌と，大学等が発行する雑誌，国立国会図書館の雑誌検索データベースを含む文献情報を収録している．全学問分野を対象にしている
	PubMed	世界の医学関連分野の雑誌に掲載された文献情報を収録している．文献情報は英語である
	CINAHL	世界の看護関係の文献情報を検索できるデータベースである．看護学だけでなく，生体臨床医学，健康科学，代替医学，消費者健康など，関連する 17 の分野と幅広く収録しており，看護に必須の情報を網羅している．文献情報は英語である

があります（**表 1**）．データベースは大学や図書館，個人で契約し，閲覧できるしくみになっています．また，無料のものと有料のものがあるので，利用する時の条件を確認しておきましょう．

まずは，自分が所属する機関や図書館で使用できるデータベースをチェックします．検索方法には，キーワードを入力して検索する方法と，すでに論文名がわかっている場合には，それを入力してその論文を入手する方法があります．無料でダウンロードできる論文もあれば，有料とされるものもあるので確認が必要です．

4　キーワード検索

キーワード検索には，① AND 検索，② OR 検索，③ NOT 検索があります．絞り込んで検索するのか，幅広く検索するのか，限定して検索するのか，用途に合わせて検索を

します．通常は① AND 検索が行われます．たとえば，過去 5 年間で「認知症ケア」を検索すると 3,000 本の論文が出てくるとします．それでは多すぎるので，「訪問看護」を加えて① AND 検索をし，50 本になるとすると，絞り込むことができます（**図 1**）．

キーワード検索は自分の研究テーマに記述しているキーワードだけでなく，関連するキーワードを使って行います．自分の研究テーマが「独居高齢者の手段的日常生活動作（IADL）の工夫」とすると，「独居」「高齢者」「手段的日常生活動作（IADL）」と検索しても，文献の数が少なく，有益な文献が見つからない場合，さらに「生活」のキーワードを追加すると文献の数が多くなる可能性があります．キーワードを何にするか，そのキーワードを使って検索したら，文献の数はどうか，文献の種類や内容はどうかを確認しながら，キーワードを追加したり，削除したりして，キーワード検索を重ねていきます．

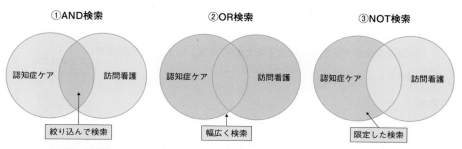

図1　検索式の種類（「訪問看護」と「認知症ケア」をキーワードとした場合）

表2　文献の整理（論文の概要をまとめる）

番号	著者名	タイトル	雑誌・書籍名	発行年	得られた知見（数行で箇条書きにする）
1	○○○○，他	訪問看護で遭遇するBPSDの種類	○○学会誌	2018	BPSDは不安，妄想，介護の抵抗の順であった
2	○○○○，他	老老介護で生活する夫婦の介護方法	○○学会誌	2017	介護方法にはお惣菜やクリーニングなど近くの店で頼る方法
3	○○○○，他	認認介護による介護の実態調査	○○学会誌	2016	認認介護の割合は約5％ある
4	○○○○，他	男性高齢者が配偶者を介護する方法の特徴	○○学会誌	2015	自分で抱え込みサービスを利用しない傾向にある
5	○○○○，他	訪問介護を受けながら生活している認知症高齢者の暮らしぶり	○○学会誌	2014	食事や買い物などのIADLについておもな介護を受けている

※表中の論文は架空のものです.

　そして，文献検索したら，それらを記録にまとめておきます．**表2**はExcelを使って多くの文献を簡単にまとめたものです．**表3，4**は筆者の指導学生がまとめたものを一部紹介しています．**表3**には文献検索の目的，検索した年月日，文献検索の方法（何年から何年までの文献を対象にしたのか，キーワードは何にしたのか，文献の種類は何を絞り込んだか），文献検索の結果，何件検索でき，入手できた文献は何件で，そのタイトルはどういうものか），文献内容の概要をまとめています.

5　文献の入手

　キーワード検索が終了したら，文献を入手する作業にとりかかります．検索情報として，文献の題目や著者，雑誌・書籍名，要約がわかるので，それを手掛かりに，論文としての体裁が整い，さらに内容を精査し，批判的吟味が必要な文献を入手します.

　文献の入手方法として，文献データベースから直接入手する，インターネットにて無料あるいは有料でダウンロードする，図書館に

表3　データベースによる文献検索の方法とWordでのまとめ

「訪問看護師が BPSD に対応するための研究」に必要な文献検索
検索日 2020.7.31

> 検索日も記入

> 文献検索の目的を書く

文献検索の方法：

　2010 年から 2019 年の 10 年間の訪問看護における認知症の周辺症状（BPSD）の対応に関する日本における文献を，医中誌 Web で検索を行う（2020 年 7 月時点の検索）．「訪問看護」「認知症」「BPSD」「対応」をキーワードとし，原著論文に絞り込んで検索した．

> 何年から何年までの文献をどんなデータベースを使って，キーワードは何にして，どんな文献を絞り込んで検索したのか方法を書く

結果：

　13 件の論文がヒットした．そのうち総説・解説・特集・会議録・抄録等は 7 件であり，除外した．そして，今回入手できた文献は 2 件であった．

> 何件検索でき，入手できた論文は何件だったのかを簡潔に書く

文献内容

1．BPSD を有する認知症高齢者の家族介護者が訪問看護師に求める家族支援[1]

著者：堀田純子（光陽訪問看護ステーション），南部清美，野田富士子，寺本沙織

出典：日本看護学会論文集：精神看護 50 号 Page 94-97（2020.04）

論文種類：原著論文

医中誌フリーキーワード：介護者—患者関係；介護負担（予防）；行動心理学的症候（看護，予防）

> 入手できた文献の内容をポイントに沿ってまとめる

要約：訪問看護介入前の困難と訪問看護師に求める家族支援についてインタビューガイドを用いた半構成的面接調査を実施した．2017 年 1 月〜 2018 年 3 月の A 訪問看護ステーション利用者で，認知症周辺症状（BPSD）を発症した認知症高齢者の訪問看護のみを利用していた家族介護者 7 名を対象とした．面接調査は 2018 年 7 月から 9 月に実施した．録音した面接内容から逐語録を作成し，コード化，カテゴリー化の分析を行った．分析の結果，訪問看護介入前の介護に対する思いとして 92 のコードが抽出され，23 のサブカテゴリー，「対応困難」「受診困難」「周囲へ迷惑をかけてしまう」などの 8 カテゴリーに分類された．訪問看護師に求める家族支援としては，103 のコードが抽出され，12 のサブカテゴリー，「継続的な支援により本人を受容」「専門的視点に立った連携と調整」などの 5 つのカテゴリーに分類された．

2 文献検索・文献検討をしよう 25

ステップ1
ステップ2
ステップ3
ステップ4
ステップ5
ステップ6
ステップ7

2．若年性アルツハイマー型認知症患者への個別的かかわり
　　在宅・訪問看護につなげた 1 事例 [2]

著者：吉岡真紀子（国立病院機構北陸病院），柿島ゆかり

出典：日本精神科看護学術集会誌 59 巻 1 号 Page 120-121（2016.06）

論文種類：原著論文 / 事例

医中誌フリーキーワード：行動心理学的症候（病因，看護）

要約：症例は 60 歳代前半の男性で，50 歳代後半に若年性アルツハイマー型認知症を発症していた．第 1 期は徘徊・易怒性・暴力などの症状が軽減し，病棟環境に慣れる，第 2 期は日課に参加し，他患者および職員と過ごすことができる，第 3 期は外出・外泊を行うことで，家の環境に慣れ，退院前準備ができる，を目標にかかわった．隔離・拘束などの行動制限ではなく，なじみの関係を築くことを優先した．入院から 2 か月が経過する頃より，落ち着きがみられるようになった．混乱や興奮が減少したことで面会制限は解除され，最終的に自宅への退院が決定し，週に 3 回のデイサービスの利用と週 1 回の訪問看護につながった．医師，多職種を交えたカンファレンスを重ね，患者への理解を深めるとともに家族の理解・協力を得ながら統一した対応と，行動制限を選択しなかったことが，患者の治療・看護を円滑に進めることにつながったと考えられた．

引用文献

1) 堀田純子，南部清美，野田富士子ほか：BPSD を有する認知症高齢者の家族介護者が訪問看護師に求める家族支援，日本看護学会論文集，精神看護（50）：94〜97，2020．
2) 吉岡真紀子，柿島ゆかり：若年性アルツハイマー型認知症患者への個別的かかわり 在宅・訪問看護につなげた 1 事例，日本精神科看護学術集会誌，59(1)：120〜121，2016．

所蔵されているものは図書館で閲覧する，また大学などの教育機関で教員等の研究室で所蔵されている場合にはそこで閲覧する方法があります．

6　文献の整理・管理

　入手した文献は，まず，ざっと目を通します．そして，きちんとファイルに留め，紛失しないように整理します．また，Word や Excel を使って表にまとめる方法（**表 2 〜 4**），文献カード（**表 5**）の形にして，頁数，要約，そして，自分の研究に使える知見などをまとめておきます．文献管理ソフト（EndNote など）は検索した文献を自動でまとめることができます．

表4　Excel表で文献をまとめる

番号	著者名	タイトル	雑誌・書籍名	巻(号)	頁	発行年	要約
1	堀田純子, 南部清美, 野田富士子, 寺本沙織	BPSDを有する認知症高齢者の家族介護者が訪問看護師に求める家族支援[1]	日本看護学会論文集：精神看護	50号	P94-97	2020	訪問看護介入前の困難と訪問看護師に求める家族支援について半構成的面接調査を実施. 2017年1月〜2018年3月のA訪問看護ステーション利用者で, 周辺症状（BPSD）を発症した認知症高齢者の訪問看護のみを利用していた家族介護者7名を対象. 録音した面接内容から逐語録を作成し, コード化, カテゴリー化の分析を行った. 結果, 訪問看護介入前の介護に対する思いは92のコード, 23のサブカテゴリー, 「対応困難」「受診困難」「周囲へ迷惑をかけてしまう」などの8カテゴリーに分類. 訪問看護師に求める家族支援は, 103のコードが抽出され, 12のサブカテゴリー, 「継続的な支援により本人を受容」「専門的視点に立った連携と調整」などの5つのカテゴリーに分類.

引用文献

1)　堀田純子, 南部清美, 野田富士子ほか：BPSDを有する認知症高齢者の家族介護者が訪問看護師に求める家族支援, 日本看護学会論文集, 精神看護（50）：94〜97, 2020.

表5　文献カードの例

テーマ
著者名
発行所・雑誌・書籍名
発行年, 頁, URLなど
要約
自分の研究に活用できる点

7　文献クリティーク

　入手した文献は全体を読んで, 重要な事項はアンダーラインを引いておきます. そして, 次に行うことは, 文献クリティークを行うことです. 文献クリティークとは, 文献をじっくり読んで, すぐれた点, 劣った点など, 批判的に吟味, 評価しながら検討していくことをいいます.

　活字になったものはすべて信じるのではなく, その文献が信頼できるものか, 疑って読んでいきます. 文献クリティークの視点を**表6**に示しています. 査読がなされている文献か, 実績のある学会誌か, オリジナルな点が評価された原著論文か, 最新の論文か, 研究目的は明確で, 方法も妥当かなど, 批判的に読んでいくと, 論文の優劣がわかってきます.

すぐれた点は先行研究として自分の研究に導入し，活用します．論文の種類については**表7**に示しました．

しかし，完璧な研究はそんなにすぐには見つかりません．弱点のある論文であっても，その弱点を踏まえながら，自分の研究に活用

できる点を探します．研究対象者の数は少なくても，結果をみると，過去の研究結果とは異なる新しい知見があるかもしれません．また，方法が斬新かもしれません．問題点ばかりみるのではなく，よい点，活用できる点も探し出し，自分の研究に活用します．

表6　文献クリティークの視点

	視点	具体的な視点
1	**文献はどこで発行されたのか？**	・信頼できる学会誌か？　発刊した期間が長く歴史のある機関からの出版か？
2	**論文の種類は？**	・原著か，研究報告か，事例報告か，資料か，総説か？
3	**何年に発行されたのか？**	・最近，最新のものか？　かなり古いものか？
4	**頁数は？**	・1頁だけのものか？　数頁か？　5頁以上か？
5	**誰が書いたものか？**	・業績のある研究者か？　大学や研究所，医療機関の人か？　学生や大学院生か？　単著（1人で書いたもの）か？　共著者は？
6	**タイトル（テーマ）は明確か？**	・研究のタイトルは研究目的を反映しており，簡潔であるものの重要なキーワードが入っているか？　具体的であるか？
7	**はじめに（緒言）は適切に書かれているか？**	・研究の背景，必要性が，先行研究を活用しながら，論理的に説明できているか？ ・テーマについてどこまで研究されており，ここは研究されていないことを説明できているか？ ・研究の動機，研究課題（リサーチ・クエスチョン）が明記されているか？ ・最後に研究の目的が明記されているか？ ・研究目的を明らかにすることによって，何を検討するのか？
8	**研究方法は妥当性があるものか？**	・対象者の条件が明記され，その基準は妥当か？ ・対象者の人数は研究目的を明らかにするための十分な数になっているか？ ・研究の種類（文献研究，調査研究，実験研究，介入研究，事例研究）を明記しているか？ ・研究内容と方法は，第三者からみて追試できるように具体的に書かれているか？ ・評価方法は具体的に書かれ，その方法は妥当なものか，研究者の思い込みで評価されていないか？ ・倫理的配慮について記述があるか？ ・倫理委員会の承認がなされたことを示す承認番号が書かれているか？
		・調査研究では，調査項目と調査方法（アンケートなのか面接調査なのか等），回答方法を具体的に明記しているか？
		・実験研究では，比較する条件以外の実験条件が統一されているか？ ・実験研究に使われる機器は妥当なものか，どのように使うか？ ・実験手順が統一化されているか？
		・介入研究では，介入群と対照群が設定されているのか，介入群だけか？ ・介入研究の介入手順はプロトコール化されているか？ ・介入は誰がどのくらい時間をかけたのか？

ステップ1
ステップ2
ステップ3
ステップ4
ステップ5
ステップ6
ステップ7

		・文献研究では，どのように文献を集めたのか，その方法は妥当か？
		・事例研究では，事例の必要な情報が書かれ，問題点や工夫した看護方法が明記されているか？
9	結果は事実のものをわかりやすく提示しているか？	・一目見て結果がわかるように図表，写真などが提示され，その提示方法は妥当か？　加工されていないか？ ・文章でも読めば結果が理解できるように，事実のデータを説明しているか？
10	考察は論理的に書かれているか？	・考察の視点を明記して，先行研究を使って説明できているか？ ・なぜ，そのような結果になったのか，その結果から何がいえるのか説明しているか？ ・研究目的がクリアにされたのか？ ・研究の限界性と課題について説明できているか？
11	まとめは目的の回答が簡潔に書かれているか？	・研究の目的の回答について，具体的に簡潔に書かれているか？
12	その他	・謝辞，研究費の名称，利益相反の有無，学位論文かどうか，学会発表がなされたものか？
13	引用文献は適切なものが明記されているか？	・引用文献の数は多く，適切な文献を引用しているか？

表7　論文の種類

種類	特徴
原著	新しい知見，価値ある成果，適切な方法で行われていて，学問の発展に寄与するオリジナリティある論文
研究報告	原著には届かないが，研究として価値のある知見がある論文
実践報告	看護実践，教育実践などの実践について，適切な方法で，結果も論理的にまとめられている論文
事例報告	単一または複数の事例について看護の内容と結果，考察をまとめた論文
資料	貴重なデータを提示，資料的価値のあるもの
総説	特定のテーマについて多面的な知見，文献を集めて概説，考察した論文

注）学会誌の投稿規定を確認すること．

文献の記載

1　引用文献と参考文献

　文献に記載されている内容をそのままの形で引用した場合は，引用文献といいます．引用はしないが参考にして自分の著作として文章を書いた時に使った場合は，参考文献といいます．引用したにもかかわらず，引用文献を明記しないと，他者からみれば著作権を侵害したことになります．また，同一文献からの引用部分が必要以上に長文にわたると，丸写しされたととらえられ著作権上の問題となります．同一文献からの引用過多には気を付けます．

表8　直接引用と要約引用

種類	例
直接引用	患者と看護師の人間関係には，「相手の気持ちをくみ取りながら，空気を読みながら，相手の怒りのスイッチを入れない配慮が必要である」（内田，2019）との報告がある.
要約引用	患者と看護師の人間関係では，相手の怒りのスイッチを入れないことが重要という報告（内田，2019）がある.

表9　ハーバードスタイルとバンクーバースタイルの引用文献の記載方法

種類	例
ハーバードスタイル	「常温に比べて38℃の湯のほうが溶解率は高まる」（内田，2000）との報告がある. There are many dementia elderly clients in the B district [Suzuki, 2012].
バクーバースタイル	「高齢者の皮膚はドライスキンが特徴である」[1] といわれている. There are many dementia elderly clients in the B district [1].

　論文は引用文献を多く活用しながら文章をまとめていきます．引用文献のない論文はまず見あたりません．それだけ，論文をまとめるには引用文献は必須といえます．論文の文中に引用したことを明記し，論文最後に引用文献リストを記載します．通常，引用文献は明記しますが，参考文献は明記しません．学会誌等に投稿する場合は，投稿規定を確認するようにしましょう．

2　引用文献の記述方法

　引用には，①直接引用と②要約引用の2種類があります（**表8**）．直接引用は，引用元の文章を変えずにそのまま引用することで，引用部分が明確になるように「　」で囲みます．要約引用は，内容を要約して文章を書きます．この場合，「　」は不要です．しかし，いずれの場合も，引用した文献は明記する必要があります．

3　引用文献の形式

　引用文献の記載の形式は，おもに「ハーバードスタイル」と「バンクーバースタイル」の2つがあります（**表9**）．ハーバードスタイルは，引用箇所に（　）をつけ，著者（姓）と発行年を記載します．最後の引用文献のリストでは，筆頭著者の名前アルファベット順に並べます．

　バンクーバースタイルは，引用箇所の文章の最後の文字に上付き番号を表示します．番号は最初から出てきた順番に連番を振ります．最後の引用文献のリストでは番号順に並べていきます．

表10　投稿規定の例

A 学会誌投稿規定の一部

1）文献は，本文中に著者名，発行年次を括弧で表示する．
2）文献は著者名のアルファベット順に列記する．ただし，共著者は 3 名まで表記する．
⇒この規定はハーバードスタイルで書くように指示している．

B 学会誌投稿規定の一部

・文献は本文の引用箇所の肩に 1），1-6）などの番号を順で示し，本文の最後に引用番号順に記載する．
・文献の著者が 3 名までは全員，4 名以上の場合は 3 名までを挙げ，それ以上は略して「他」とする．
⇒この規定はバンクーバースタイルで書くように指示している．

表11　投稿規定での雑誌，書籍，電子情報の記載例

雑誌の場合

著者名：表題．雑誌名，巻（号）：頁 - 頁，発行年（西暦）．
例：1）内田陽子："包括的 BPSD ケアシステム"の開発．認知症ケア研究誌，2：17-26，2018．

書籍の場合

著者名：書名，頁 - 頁，発行所，所在地，発行年（西暦）．
例：1）内田陽子：ベストティーチャーが教える！看護過程 目からウロコの教え方 & 学び方，10-11，日総研出版，名古屋，2015．

電子情報の場合

著者名：タイトル．URL（検索年月日）．
例：1）厚生労働省ホームページ．令和 3 年度「医療機関における外国人患者の受入に係る実態調査」について．https://www.mhlw.go.jp/stf/seisakunitsuite/bunya/0000202918_00022.html（2022 年 8 月 15 日）．

※雑誌，書籍，電子情報（ホームページなど）別に表示を規定している．表記する内容の順番やカンマやピリオド，コロンなどを間違えないようにすること．

---

4 投稿規定に沿った引用文献の記載

　表 10 は看護系学会誌の投稿規定を示しています．ハーバードスタイルかバンクーバースタイルのどちらかが明記されています．また，他の学会の規定をみると，雑誌，書籍，電子情報の場合の記載方法が細かく規定されています（**表 11**）．学会誌等に投稿する際は，投稿規定に則って記載しましょう．

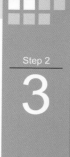

3 研究のための倫理的配慮

Step 2-3 学習目標

- 研究のための倫理原則について理解できる.
- 研究のための擁護すべき権利について理解できる.
- 研究のための倫理的配慮として行うことについて理解できる.

ステップ 1
ステップ 2
ステップ 3
ステップ 4
ステップ 5
ステップ 6
ステップ 7

研究のために遵守しなければならない倫理原則

研究倫理とは,「研究にあたり研究者が身につけておかねばならない規範,研究者が従わなければならない規則,研究者に要請される基準」[1] とあります. これについて以下,説明を行っていきます.

1 研究不正

研究不正には捏造,改ざん,盗用があります. これは研究を行ううえで絶対にしてはならない行為であり,研究不正行為または特定不正行為といわれます. 捏造とは,「存在しないデータなどをでっちあげること」[1],改ざんは,「データを意図的に変えること」[1],盗用は,「他人のアイディアを盗んだり無断で使ったりすること」[1] をいいます.

これらの研究不正だけでなく,研究活動にかかわる不正もあります. たとえば,研究にかかわっていないのに共同研究者として名前を入れたり,逆に研究にかかわっているのに

もかかわらず,共同研究者として認めない,入れなかったりすることも不正となります. したがって,研究計画書の段階で,研究のメンバー,それぞれ役割分担をきちんと決めておく必要があります. もちろん,研究実施中も研究終了後においても確認が必要です.

2 オーサーシップ

研究の成果は世の中に還元する必要があります. 成果の発表はおもに学会発表や論文投稿で行われ,そこでは著者名を記載します. オーサーシップとは,著者資格のことです.

著者とは,研究に実際にかかわり,研究内容を理解して責任を有し,研究に十分な貢献をした者をいいます. 具体的には,研究デザイン,データ収集や分析への大きな貢献,重要な知見に関しての執筆および修正,論文投稿前の最終的な承認,研究に関するすべての面で責任をもち,論文の信憑性が問われる場合には適切な調査と解決に努めることを合意した人でなければ,オーサーシップの基準を満たしていないことになります[2].

単なる,助言をしただけの人,データ収集

のみ行った人，責任者という名目だけで実際に研究にはかかわらなかった人は著者とはいえないのです．これらの役割の人たちは，本人からの承諾を得て，謝辞に記載すべき人になります．研究にかかわらなかったのにもかかわらず，その人にお礼のための著者にすることはギフトオーサーといわれ，研究では行ってはいけない行為になります．

擁護すべき権利

研究対象者や代諾者は以下の権利を有し，研究者はその権利を擁護する必要があります．

1　情報開示を受ける権利

研究対象者や代諾者（本人の代理として承諾する者，親権を行う者，後見人など）は，研究についての説明を受ける権利があります．説明内容を**表1**に示します．また，説明書，同意書，同意撤回書の例を**表3～5**に示します（p.35～38）．

説明は口頭ではもちろんのこと，説明書などの文書を使って行います．説明書があれば，あとでゆっくり，説明書を読んで考えてもらうことができます．また，高齢者の場合，字を大きくしたり，専門用語に解説をつけたり，図や写真で示し，研究についての理解を促すような工夫を必要時行います．

そして，一気に説明するのではなく，一つひとつ説明をしながら，相手の反応をみて，理解しているか確認しながら行います．相手が疲れている場合はほかの機会に行ったり，何回かくり返し説明したりします．相手が断った場合には中止します．

2　不利益・危害を与えられない権利

研究対象者または代諾者が不利益または危害を与えられない権利を擁護することも必要になります．研究を行うことで対象者が負傷したりすることはもちろん，不快，負担に感じられたりすることは避けなければなりません．看護の実践，介入研究をする場合，安全性をきちんと事前に確認しておきます．

たとえば，口腔ケアの方法を自分が改良した歯ブラシを使う場合，その材質や改良点が口腔内を傷つけないか，まずは，自分で何回も使ってみる，リスクの高い患者に使うのではなく，健康な人で確認して行うなど，安全性の確認が必要です．筋力をつける体操を考案した場合，かえって関節を痛めることがないように，回数なども事前に試行などを通じて安全性を検討する必要があります．

表1　研究対象者・代諾者への説明

①	研究の目的	・何の目的で行われる研究なのか
②	方法	・どうやって行われるのか ・どのようなことを尋ねられるのか ・どのように実施されるのか ・どのくらい時間がかかるのか
③	研究に参加した場合の利益・不利益・危険性	・研究に参加した場合のプライバシーの保護 ・臨床試験に参加しなくても不利益を受けないこと ・研究に参加した場合でも随時撤回できること

質問紙調査で，質問項目が多い場合にも，相手に負担がかかります．質問紙調査を実施する場合には，調査項目について先行研究を踏まえ，負担にならないように項目数や内容をよく吟味しなければなりません．インタビュー調査でも，相手を不快にする，心が傷つけられることも避けなければなりません．つまり，先行研究をよく読んで，研究行為が安全かどうかをよく吟味する必要があるのです．

また，研究を断っても，通常の診療やケアについて不利益とならないことをきちんと説明します．

3 自己決定の権利

研究を受けるか，断るかの自己決定権は研究対象者および代諾者にあります．自己決定を促すために十分に説明を行い，考える時間をとることや，いったん同意しても撤回できることなどを説明します．そのうえで，研究に同意するかしないかの自己決定をしてもらいます．

4 プライバシーおよび個人情報が保護される権利

研究のためにその個人が特定され，個人情報が漏洩されることは避けなければなりません．個人が特定される情報には氏名，生年月日，住所，電話番号などがあります．それ以外に，特殊な疾患，病歴，経過などもその個人が特定される可能性があります．したがって，できるだけ個人情報を収集しないようにしますが，研究にとって必要な場合には，特定されないような配慮を行います．

たとえば，その人の氏名がわかっていても患者名はA氏，B氏とし，実名やイニシャ

表2　対応表の例

対象者番号	対象者氏名
1	田町美恵子
2	吉田卓
3	小宮恵子
4	櫻井瑠偉

対応表は管理者を設定し，保管してもらう．

ルを書かないようにします．病歴や経過の年月日も実際の日付けを記入せずに×年×月×日と記述するなどの配慮が必要です．

また，看護ケア介入をして前後の効果を比較する場合，その患者の前後のデータがわかるように調査票に番号を記述します（調査票には氏名は書かない）．しかし，間違って異なる患者の情報を書かないように，別に対応表を作成する場合があります（**表2**）．対応表を管理する人を特別に設定して研究者にはわからないようにする方法があります．

説明書や同意書の取り方

説明書や同意書については，規定の書式があればそれを用いて作成します．そのために，研究対象者の機関（病院・施設・在宅ケア機関など）の書式や自身の所属する教育機関（大学や専門学校など）の書式を入手します．

説明書には，**表3**（p.35）に示すように，研究テーマや目的，方法，倫理的配慮，連絡先などを明記します．同意書（**表4**，p.37）も規定の書式があれば，それを活用して準備します．同意書は研究対象者自身が持っておくもの，研究者に手渡されるものと2部用意します．

自己判断が難しい場合の配慮

研究対象者が小児，未成年，高齢者，認知症や精神障害をもつなどの場合は，研究についての理解が困難で，同意するかどうかの自己判断が難しいケースであることが多いです．この場合，本人の意思を代理して同意をする「代理人」や「代諾者」に対しても説明を行い，同意書による同意を得ます．

しかし，この場合でも研究対象者本人に対してもわかりやすい図表入りの説明図を提示したり，その都度わかりやすい説明を行ったりして，同意をとって研究を開始するなど配慮が必要です．

倫理講習会の受講

1 倫理講習会受講の必要性

研究に携わる人は，所属する機関が倫理講習会を開催していれば，それを受講しなければなりません．また，インターネットでも倫理に関する講習会開催などが紹介されています．

通常，倫理にかかわる講習会の受講が義務化されています．倫理に関する事項は，時代によっても変化しますので，最新情報を適切にアップデートしておくことが重要となります．日頃から，研究と倫理に関心を寄せ，倫理講習会のある時には積極的に参加しましょう．ちなみに，筆者の卒業研究の看護学生や研究を手伝うアルバイトの学生にも必ず倫理講習会は受講させています．

2 倫理委員会への申請，審議，承認

研究を実施する時は，倫理委員会に申請し，審議，承認が必要になります（**表6**）．倫理委員会のない機関では，他機関の委員会に審議の依頼をします．それでも審議が困難な場合は，研究のための倫理的配慮を研究計画書に記載し，学生なら指導教員に確認してもらい，それを遵守して研究に取り組みます．教育機関によっては，学生が行う研究に対する倫理委員会が設置されているようです．

倫理委員会の承認が得られたら，委員会の名称とともに番号が記載された書類が発行されますので，大切に保存します．学会発表や論文投稿の際にそれらを明記する必要があります．

引用文献
1) 眞嶋俊造，岡田太郎，河野哲也：人文・社会科学のための研究倫理ガイドブック．p.4，慶應義塾大学出版会，2015.
2) Defining the role of authors and contributors. International Committee of Medical Journal Editors.
https://www.icmje.org/recommendations/browse/roles-and-responsibilities/defining-the-role-of-authors-and-contributors.html より 2023 年 2 月 22 日検索.

表3　研究の説明書の例

○○病院に入院されている患者様への説明書

「○○入浴ケアシステム介入の検証」に関する研究について

　表記研究を下記のとおり実施するにあたり，内容をご理解のうえ，ご協力をいただきたく，よろしくお願いいたします．

記

1.　研究事案について

　本研究は，「○○入浴ケアシステム介入の検証」に関する研究調査を目的とする研究を行います．なお，本研究は○○大学○○研究倫理審査委員会で承認を受け，皆様への人権の配慮を十分に検討したうえで，開始しております．

2.　研究の趣旨・目的，対象者及び研究期間について

　1)　研究の趣旨・目的について

　　本研究は「高齢患者さんの療養のため，研究者・看護師がシステムを使って情報を収集しそれに応じてケアを実施，評価する○○入浴ケアシステムの検証」を目的としています．

　2)　対象者

　　病気（精神疾患以外）のため認知症のない方で，看護師による入浴をされている方で，研究の同意を得られた方，30名の患者さんにお願いする予定です．

　3)　本研究にご協力いただきたい期間

　　○○大学○○研究倫理審査委員会承認年月日～20XX年○月末日の間で対象者の入院期間にあわせて調査を行わせていただきます．

3.　協力内容について

＜協力していただきたい内容＞以下の情報を収集させていただきます．

　　対象者の背景（基礎情報，認知機能，社会背景），介入前（今回入院のもととなった病気によるもの），介入1・2か月後の生活の質について，看護師・研究者が評価票に記入させていただきます．○○入浴システム使用は，システムに記載された状態観察をして，○○の方法で入浴ケアを実施，アウトカム評価（対象者の状態判定）について評価します．入浴は通常の方法に加えて，○○を使って看護師が丁寧に皮膚を観察します．○○の有効性はすでに検証されており，有害事象は報告されていません．通常の入浴時間内で行われ，時間が長くかかることはございません．

4.　個人のプライバシー保護について

　　システムのデータは個人が特定されないよう無記名とし，個人を特定する情報（氏名，住所，電話番号等）は収集しないため，個人のプライバシーは保護されます．データは鍵のかかる保管庫（○○大学○○研究室）に厳重に保管します．対象者との対応表は○○病院で鍵のかかる場所に管理していただきます．

ステップ1　ステップ2　ステップ3　ステップ4　ステップ5　ステップ6　ステップ7

5. 本研究から生じる個人への利益・不利益について

　　今回の研究では，直接的な利益及び不利益はないと考えられます．医療処置などを行う研究では
ないためリスク（危険）はなく，対象者への補償はございません．

6. 同意の撤回について

　　同意書の提出により，研究参加の同意が得られたものとさせていただきます．しかしながら研究
の途中で同意を撤回することも可能です．遠慮なく申し出てください．

7. 費用の負担について

　　本研究に参加することによる個人の費用の負担はありません．本研究は○○研究費で行われます．
皆様への費用負担，謝金はありません．利益相反もございません．

8. 情報の公開について

　　個人が特定される情報は公開せずプライバシーを守ります．ご安心ください．

9. 研究成果の公表について

　　本研究の結果は，卒業研究，学会，学術雑誌などで発表させていただきますが，個人を特定され
ないよう配慮を行います．

10. 研究から生じる知的財産の帰属

　　本研究の結果として，特許権などが生じる場合には，その権利は○○大学または研究者に帰属し，
参加される皆様には帰属いたしません．

11. 研究終了後の資料・データの破棄方法について

　　研究の中断，終了後に保管期間を設けたのち，資料は破棄いたします．その際,紙類はシュレッダー
にて裁断し，パソコンのデータ類はデータ抹消ソフト使用で研究者が責任をもって破棄いたします．

12. 研究責任者及び分担者

　　＜研究責任者＞○○大学教授　○○○○

　　＜分担者＞○○大学看護学専攻○年生　○○○○

13. お問い合わせ先について

　　本研究に関して疑問やご質問がございましたら，以下にお気軽にお問い合わせ下さい．

　　　　本研究代表者　○○大学教授　○○○○

　　　　住所　　　　　○○○○

　　　　連絡先　　　　TEL・FAX ○○○○○○○　E-mail：○○○○

表4　同意書の例

同　意　書

○○○○　殿

　この度私は，下記の臨床試験に参加するにあたり，説明を受けました．また，それに対する十分な質問の機会を得られ，了承いたしましたので，研究に参加いたします．

研究テーマ
　「○○入浴ケアシステム介入の検証」

説明内容
  1. 臨床試験の目的について
  2. 臨床試験の方法の概略について
  3. 臨床試験に参加した場合の利益・不利益・危険性等について
  4. 臨床試験に参加した場合のプライバシーの保護について
  5. 臨床試験に参加しなくても不利益を受けないことについて
  6. 参加した場合でも随時撤回できることについて
  7. その他

(同意日)　　　　　　年　　　　月　　　　日

(患者さま氏名)（自署）　　　　　　　　　　　　

(患者さま住所)　　　　　　　　　　　　　　　　　　　　

＜患者さまご本人が署名できない場合，ご記入をお願いします．＞

(代諾者氏名)（自署）　　　　　　　　　　　　

　　　　　　　（患者さまとの続柄　　　　　　　　　）

(代諾者住所)　　　　　　　　　　　　　　　　　　　

(説明日)　　　　　　年　　　　月　　　　日

(説明者)（自署）　　　　　　　　　　　　(説明立会い者)（自署）

表5　同意撤回書の例

同　意　撤　回　書

　この度私は，「○○入浴ケアシステム介入の検証」の実施に際し，同研究についての説明を担当者から受け，参加することに同意しましたが，その同意を取りやめます．よって以後の情報の使用は取り下げます．

（同意撤回日）＿＿＿＿＿年＿＿＿＿＿月＿＿＿＿＿日

（患者さま氏名）（自署）＿＿＿＿＿＿＿＿＿＿＿＿＿＿＿

（患者さま住所）＿＿＿＿＿＿＿＿＿＿＿＿＿＿＿＿＿＿＿

＜患者さまご本人が署名できない場合，ご記入をお願いします．＞

（代理人氏名）（自署）＿＿＿＿＿＿＿＿＿＿＿＿＿＿

　　　　　　　　（患者さまとの続柄　　　　　　　　　　）

（代理人住所）＿＿＿＿＿＿＿＿＿＿＿＿＿＿＿＿＿＿＿

本研究に関する同意は撤回されたことを確認します．

（確認日）＿＿＿＿＿年＿＿＿＿＿月＿＿＿＿＿日

（確認者）（自署）

＿＿＿＿＿＿＿＿＿＿＿＿＿＿＿＿＿＿＿＿

お手数ですが，下記宛先までご郵送または職員にお渡し願います．

　同意撤回書郵送先

　　　　　　　○○大学　○○○○

　　　　　　　　住所　○○○○○○○○

　　　　　　　　電話・FAX　○○○○○○○○○

表6　倫理委員会に提出した研究計画書の一部

研究実施計画書

研究課題名：A ケアプログラムの介入評価 ← 研究テーマを書く

1．研究者名

　　主任研究者　　〇〇大学　教授　〇〇〇〇
　　分担研究者　　〇〇病院　看護部　〇〇〇〇

← 研究者名の所属，職位，名前を明記する

2．個人情報管理責任者

　　〇〇大学　〇〇〇〇
　　〇〇病院　〇〇〇〇

← 研究者以外の情報管理者を明記する

3．研究期間

　　20XX 年〇月〇日～ 20XX 年△月△日

← 研究期間を明記する

4．研究費用

　　〇〇大学△△，C 財団研究助成金

← 研究費用を明記する

5．目的

← 研究の背景と研究の経緯を説明する

　わが国では，超高齢社会に伴い認知症患者が増加している．BPSD は Behavioral and Psychological Symptoms of Dementia の略で，認知症の行動・心理症状といわれる．具体的な症状には，不潔行為，暴言暴力，介護への抵抗，徘徊などの行動症状，不安，焦燥，妄想，抑うつ等の心理症状がある．この BPSD はケアによって改善の可能性があるといわれる．

← 研究の目的と意義について説明する

　本研究の責任者である〇〇は「A プログラム」を開発した[1]．このシステムは，認知症（認知機能低下者も含む）ケアの対象者に対する症状改善のためのケアを手順化したシステムである．

　本研究は，A プログラム介入の評価を明らかにすることを目的とする．効果は，遠隔においても電子版システムが使用でき，対象患者の BPSD や QOL が改善するかどうか評価する．多くの病院で患者は高齢者が多く，認知症のケアで困っている状況もある．このような社会的なニーズのもと，本研究の意義は大きいと考える．

引用文献

1）〇〇〇〇：A プログラムの開発．認知症ケア研究誌 X：XX-YY，20XX．

← 引用文献があれば明記する

ステップ 1
ステップ 2
ステップ 3
ステップ 4
ステップ 5
ステップ 6
ステップ 7

6．方法

1）対象

> 対象者の条件と人数（サンプルサイズ）を明記する

　　○○病院の患者で，以下の条件を満たした者とした．①認知症高齢者の日常生活自立度Ⅱ以上，② BPSD をもつ者（看護職員が BPSD があると判断した者），③主疾患が精神疾患でない者，④研究の同意を得た者とした．対象者数は 50 事例．

2）実施施設

> 実施場所を明記する

　　認知症患者が入院している○○病院の病棟

3）対象とする情報・資料（試料）と研究（入手）方法

　　対象とする情報は，システムに組み込まれている情報であるが，氏名や住所，電話番号などの個人を特定する情報は入力しない．システムには対象者の背景（年齢，性別，主疾患等），アセスメント，有効なケア設定欄の情報がある．研究方法は，A プログラムの手順書に沿って研究者が実施する．

> A プログラムの手順を詳しく書く

　　具体的な手順は以下のとおりである．（略）

　　評価方法は，介入前，介入 1 か月，2 か月後に NPI-Q（Neuropsychiatric Inventory-Questionnaire），短縮版 QOL-D（短縮版認知症高齢者の QOL 評価票）で評価を行う．

4）解析方法

> 評価方法，使用する尺度などを明記する

　　介入群間内（各評価時点）NPI-Q，短縮版 QOL-D 評価票得点差の検定についてフリードマン検定等を行う．

> 統計解析方法について明記する

7．倫理的配慮

　　本研究は○○大学倫理審査委員会において承認されている．○○病院での実施は○○倫理審査委員会の承認を受けて行う．

1）研究の対象となる者の人権の擁護

> 匿名化の方法を明記する

　　氏名，住所，電話番号等の個人が特定される個人情報及び施設名はシステムや評価表に入力しない．経時的な調査のため，患者の一致をするために対応表を作成する．対応表は○○病院の個人情報管理者が看護部の鍵のかかる棚に保管する．

2）研究の対象となる者に理解を求め，同意を得る方法

　本研究における対象者の大部分が高齢者，認知症及び認知機能低下者であることが想定され，研究の遂行には代諾者からも同意を得ることが必要となる．代諾者は原則として，家族又は後見人とする．なお，認知機能が低下している対象者である場合にも，本人に本研究について，説明文書を用いて十分な説明をする．その際，質問する機会と研究に参加するか否かを判断するのに，十分な時間を与える．説明文書を用いた説明の後，本研究への参加についての判断は本人・代諾者の自由意思による．参加の有無により対象者の診断や治療について利益又は不利益になるようなことはなく，また，一旦同意した後に，同意を取り消すことも可能であり，同意を取り消したことにより，対象者に不利益になることもない旨，本人・代諾者に十分説明したうえで，同意を取得する．本人・代諾者の自由意思による同意が得られた時は，同意書に本人もしくは代諾者の署名及び同意日を得る．説明を行った研究者らは，同意書に署名し，説明日を記入する．説明文書と同意書は本人や代諾者にわかりやすい表記にする．

> 人権擁護，理解や同意を得る方法，利益・不利益，危険性等の倫理的配慮を明記する

3）研究の対象となる者に生ずる不利益及び危険性に対する配慮

　本研究により被験者が直接受けることができる利益および不利益はない．本研究は医療処置等，リスクのないケア実施であるため対象者への負担やリスクはない．ケアは〇〇病院の研究分担者が職員（医師，薬剤師，介護職員等）と連携して病院内で実施する．

8．研究から生じる知的財産権について

> 研究から生じる知的財産権，論文発表などのことも明記する

　〇〇大学〇〇〇〇がその権利を取得する．学会発表や論文投稿については貢献度により研究分担者の名前も記載する．

注）この研究計画書は本稿執筆者の研究計画書の一部を執筆者が修正したものである．

ステップ 1　ステップ 2　ステップ 3　ステップ 4　ステップ 5　ステップ 6　ステップ 7

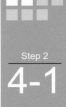

4-1

研究方法をみてみよう
研究デザインのいろいろ

Step 2-4-1
学習目標

- 研究デザインとは何かがわかる.
- 研究タイプについて知ることができる.
- 研究タイプに応じた研究デザインについて知ることができる.

研究デザインとは

　研究方法の基本設計図のことを「研究デザイン」とよびます. たとえば, 基本設計図には, 建て主の希望に基づいて, 敷地環境や法規制などの条件に合うように, 建物の骨格となる間取り, 構造, 材料, 設備などが図面化されます. 研究には, 目的があります. 研究は, 事前に, 結果の信頼性・妥当性を保証し(敷地環境や法規制などの条件に合う), 達成したい目的(建て主の希望)に合うように, 研究をどのように組み立てるか(建物の骨格など)を検討する必要があります. これが研究デザインです. すべての研究において, 研究デザインは必要になります.

1 研究の進め方の前提

　研究の進め方には, 帰納的な推論に基づくものや, 演繹的な推論に基づくものがあります.

a 帰納的推論

　帰納的推論による研究は, 個々の事実や事例を積み上げ, そこから認められる共通項をまとめ, 一般的な規則性や法則を見出すといった結論を導き出すプロセスに基づきます.

　たとえば, インシデントをほとんど起こしていない看護師を対象にして, 非観察法で臨床場面を記録し, そこから看護実践の特性因子をまとめることもできます. あるいは, 対象者に対し, 面接や調査票(自由記述式)によって, データを抽出し, 同様にまとめることもできます.

b 演繹的推論

　演繹的推論による研究は, 一般的な規則性や法則を前提として, ある条件のもとで, 実際にこれらが観察されたり, 結果として得られるのかを証明したりするプロセスに基づきます.

　たとえば, 「○○といった臨床実践能力を獲得している看護師は, インシデントを起こしにくい」という前提がある場合, 「インシ

表1　種類別にみた研究概要

目的	アプローチ	研究のタイプ	研究デザイン
・現象・事象の概念を探る ・概念の明確化を図る ・概念・理論を構築する	質的研究法	因子探索研究	事例研究，記述的研究，現象学的研究，グラウンデッド・セオリー研究，エスノグラフィック研究，歴史研究
・関係を探し出す	量的研究法	関係探索研究	定量的な横断研究により，実態を把握する．相関分析，多変量解析などを通じて関連性を探し出す
・仮説に基づいて，関連性を明らかにする	量的研究法	関連検証研究	観察研究 ・横断研究 ・縦断研究（前向きコホート研究，後ろ向きコホート研究，症例対照研究）
・仮説に基づいて，操作（介入）により因果関係を明らかにする	量的研究法	因果仮説検証研究	介入研究 ・ランダム化比較 　・並行群間比較（パラレル比較） 　・クロスオーバー法（Cross-over） ・非ランダム化比較 ・前後比較

デントをほとんど起こしたことがない」という看護師に「その臨床実践能力の特性が認められるのかどうか」という関係を探索したり，「その臨床実践能力の獲得の有無が医療事故の発生件数に関連しているのかどうか」といった関連を検証したり，「その臨床実践能力の特性の獲得の有無により，インシデントの発生件数が異なる」という因果関係を検証したりします．

＊

　帰納的な推論と演繹的な推論を互いに補完し合いながら進めていく研究プロセスもあります．

2 研究の前提に基づく研究のタイプと選択

　何が起こっているのかよくわからない，これはどういうことなのかがわからないなど，まだ解明されていない現象や事象を明らかにしたい場合には，帰納的推論による質的研究によるアプローチを選択します．一方，測定したデータを用いて統計解析を行い，関連性を探索し，関連性を検証したり，因果関係を証明したりすることが必要な場合には，量的研究によるアプローチを選択します．

　帰納的推論に基づく質的研究アプローチに用いられるのは因子探索研究，演繹的推論に基づく量的研究アプローチに用いられるのは関係探索研究，関連検証研究，因果仮説検証研究です（**表1**）[1]．それでは，この4つのタイプの研究から研究デザインをみていきましょう．

a 因子探索研究

　現象を構成する因子が明らかになっていなかったり，あるいは現象を取り巻く因子が明らかになっていなかったりする段階で行われる研究においては，帰納的推論で進めていく必要があります．この研究のタイプは「因子探索研究」とよばれ，質的分析を行うことから，質的研究ともよばれます．

　このような研究は，自身が疑問に感じ，明

らかにしたいと思っている現象・事象が，すでに一般化されている規則性や法則などにあてはまらない，あるいはそれらを使って説明することが難しく，理解できないような場合に用います．

　因子探索研究は，どのようなデータ収集方法や分析方法であっても，収集されたデータの内容を分析して，同類・同質なものをまとめあげる作業を通じて，ある現象・事象を構成する因子（カテゴリ）を作成して，名前をつけ，概念を明確にしたり，また因子の関係性を整理・分類・説明し，因子間の関連の探索に基づいた概念モデルや理論枠組みをつくりあげたりするために用いられる特徴があります．

b　関係探索研究

　関係探索研究は，因子間の関連の有無，関連の強さやその方向（正か負か）を数量的に探索する研究方法です．

　たとえば，せん妄の発症者が，どのような場所で，どのような背景をもち，どのような状態で，どのようなことが引き金となっているのかを探索的に見つけていくのが関係探索研究です．

c　関連検証研究

　関連検証研究では，関係探索研究によりせん妄を引き起こす因子が明らかになったうえで，そのなかの特定の因子とせん妄の発症との関連を検証します．

　たとえば，「高齢であればあるほど，せん妄を発症しやすくなる」「身体拘束の実施により，せん妄を発症しやすくなる」「感覚が遮断された環境により，せん妄を発症しやすくなる」といった仮説を立てた時に，実際にその関連性が認められるのかどうかに関し

て，調査や観察を通じて，データを収集し，検証することが関連検証研究です．

d　因果仮説検証研究

　因果仮説検証研究は，仮説を実験によって検証する研究です．実験とは，操作（介入）のことをいいます．このため，因果仮説検証研究は，実験研究あるいは介入研究ともよばれます．

　具体的には，仮説に基づいて，因果関係の検証に必要なデータを取得できる特定の実験環境を設定し，条件などの違いによる変化や因果関係の解明を行います．

　因果関係を示すためには，結果が原因に伴って変化していること（随伴性），原因が結果よりも先に生じていること（先行性），結果に影響を与えるような他の要因が除外され，結果がその原因によって生じたことが明確であること（実験以外の要因制御）が求められます[1]．

研究タイプに応じた研究デザイン

1　因子探索研究における研究デザイン

　ある現象や事象に関して，よく知られていない場合には，深く詳細に理解する必要があります．現状の理解では不十分である場合には，新たな視点でそれらを見直す必要があります．また，時代の変化により，現象や事象のとらえ方が変化しているような場合には，その背景による現象や事象の意味を深く追究し，理解することが求められます．

　その他，未曾有の災害など，人類がいまだかつて経験したことのない事象が生じた時に

表2　質的分析を行う研究デザイン

研究手法	焦点	適した研究課題
事例研究	各事例の個別性を尊重し，ほかとは異なる，その特徴を明らかにする	特殊な背景，特殊な疾患など，個別性が重視される対象に対し，その対象者を深く理解する（例：希少疾患を抱える患者の社会的サポート）
質的記述的研究	ある状況やある対象において，何が起こっているのか，それは何によって引き起こされているのかを深く理解する	実態が明らかになっていないものに対して，その実態を記述し，類似したものをカテゴリーとしてまとめ，分類し，実態を解釈できるようにする
現象学的研究	主観を排除し，ある現象や事象に対する人の認識の成り立ちを理解する	先入観や既存の知識にとらわれることなく，現象や事象を体験している人の世界で本質を探求する
グラウンデッド・セオリー研究	現象・事象をデータに根差して理論の生成を目指す	日常的経験を共有可能な知識として理論化する
エスノグラフィック研究（エスノグラフィー）	ある「文化」における特徴や日常的な行動様式を理解する	ある文化のフィールドで現れ起こる行動様式などの現象を記述し，モデル化する
歴史研究	過去の出来事を理解する	過去の出来事を理解（例：戦時中に看護に従事した人々の体験を記述）することにより，看護の担うべき役割を検討する

ステップ 1
ステップ 2
ステップ 3
ステップ 4
ステップ 5
ステップ 6
ステップ 7

は，その状況下に置かれている人が，実際にどのようなことを体験し，それをどのように解釈し，そこから何を見出し，生きる意味へとつなげているかといったことを知ることも必要になります．また，現実で起こっていることを概念化したり，理論化したりすることで，枠組みを構築することが求められることもあります．このような場合には，因子探索研究による質的分析を行うことのできる研究デザインを用います．

　質的分析を行う研究デザインには，事例研究，質的記述的研究，現象学的研究，グラウンデッド・セオリー研究，エスノグラフィック研究（エスノグラフィー），歴史研究などがあります（**表2**）．自分が取り扱う研究課題に応じてどのような研究手法を選択することが適切かを検討し，その研究手法に応じた研究の進め方（対象者の選定，データの収集・分析方法，結果のまとめ方）をデザインします．

2 関係探索研究における研究デザイン

　関係探索研究は，操作をせずに（介入をせずに），ある現象や事象のなかでみられる関係性を明らかにします．関連性を指し示す因子は，2変数とは限らず，2変数以上であってもかまいません．「ある現象・事象と関連しているものは何か？」といったことや「ある現象・事象に影響を与えているものは何か？」といった実態を探索したい場合には，「探索的分析」の研究デザインを選択します．この研究デザインでは，関連性にかかる仮説を検証するのではなく，「関係を探し出すこと」が目的になります．関係を探索する因子を抽出する際に，どのような関連が認められそうか，イラストを描いて，関連性を図で示

WORK▼1

自身が明らかにしたいと思っている現象や事象を書き出してみましょう.

①現象や事象に対して，名前をつけて，新しい概念をつくり出したいものは？
　　例）認知症の患者に生じる暴言や暴力，興奮，抑うつ，不眠，昼夜逆転，幻覚，妄想，せん妄，徘徊などに関して，「中核症状」によって引き起こされる二次的症状である「BPSD（行動・心理症状）」を認知症の当事者の視点で，どのような因子で発生しているのかを探索することにより，その概念モデルを導き出し，構築する.

②曖昧なものに対して明確にしたいものは？
　　例）「患者に寄り添う」とは，どのようなことなのか？

③ ①，②に関して，どのような研究デザインが適しているか検討してみましょう.

してみるとよいでしょう.

　たとえば，看護師の離職意図と関連する要因を探索したい場合，基本属性（例：年齢，性別など）や離職意図に関係がありそうな，あるいは関係するかもしれない因子，離職意図の有無を図に表すと，因子間の関連が明確になります（**図1**）.この図に基づいて，看護師の離職意図とその要因に関する実態を把握することのできる質問紙を作成し，そして得られた回答のデータを用いて，離職意図の有無を目的変数，各因子を説明変数とした相関分析やロジスティック回帰分析を通じて，看護師の離職意思に影響を与える要因を検討することができます.

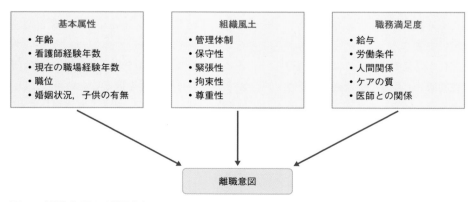

図1　離職意図に影響を与える要因

WORK▼2

　自身の関心のある領域において，「探ってみたい現象・事象のなかに存在している関係性」，あるいは「ある現象・事象において，何らかの探索してみたい関係性」を考え，その関係性を絵で描いて，図で表現してみましょう．

　例）看護師の職務満足度を構成する因子と離職意思との関連

---

column **ロジスティック回帰分析**

　ロジスティック回帰分析では，複数の要因から，ある事象が発生する確率を予測します．たとえば，フレイルの発症の有無を目的変数（原因と結果の関係で，結果に該当する変数），運動習慣，喫煙，うつなどを説明変数（原因と結果の関係で，原因に該当する変数）として，その目的変数の事象が発生する確率を予測する式を作成します．これにより，予測値の算出や予測式に用いた説明変数の目的変数に対する寄与度（貢献度）を明らかにすることができます．

3　関連検証研究における研究デザイン

　関連検証研究は，すでに存在している仮説を検証する方法です．質問紙調査を通じてモデルや理論を検証する方法と，介入を行わずに対象者の状況・状態などをあるがままに観察する方法（観察研究）によるアプローチが

あります．それでは，これらの具体的な研究デザインをみていきましょう．

a　質問紙調査によるモデル・理論の検証

　質的記述的研究やグラウンデッド・セオリー研究で作成された概念モデルや理論に基づいて，本当にこれらの因子間の関連性が対象集団に認められるのかを検証します．たと

えば，「看護師の離職意図を説明するモデル」が存在している場合，すでに信頼性・妥当性が検証されている尺度を用いて，横断研究において，看護師の離職意図の要因に該当する因子とそれらの因子を構成する複数のグループ（クラスター）を測定し，離職意思との関連を検証できます．

この検証では，因子間の因果関係を検証することのできるパス解析や共分散構造分析などが活用できます．パス解析とは，変数間の因果関係や相関関係を矢印で表すパス図を用いて，変数間の関係性を明らかにする分析です．

共分散構造分析は，直接観測することができない潜在変数（例：「きれい」「新しい」「心地よい」「明るい」に共通する情報である「患者が求める外来のアメニティ」が潜在変数となる）を用いて，潜在変数と観測変数（患者満足度のアンケートの項目）との因果関係か

ら，事象や現象の概念を検証することができます．また，先行研究において，因子間の関連性に関して異なった結果が報告されている場合，関連検証研究を通じて，その要因を検討することもできます．

b　観察研究

研究者が介入のコントロールを行うか否かにより，「介入研究」と「観察研究」に分けられます（**図2**）．観察研究は，介入を行わずに，集団の健康状態，生活習慣，社会環境などを観察し，疾病の発生や予後に関連する要因を明らかにする研究デザインになります（**図3**）．

観察研究には，記述疫学研究と分析疫学研究があります．記述疫学研究とは，ある集団の疫学特性（発症頻度や分布，社会背景や家族などの関連情報）を人，場所，時間別に観察し，記述する研究です．結果に基づいて，

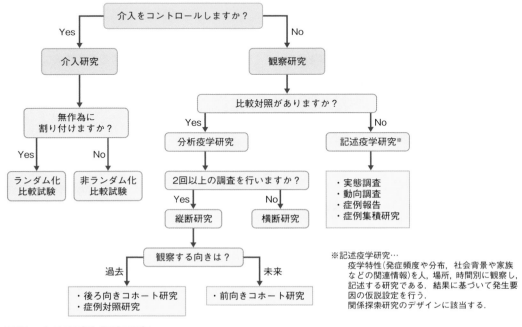

図2　介入研究と観察研究

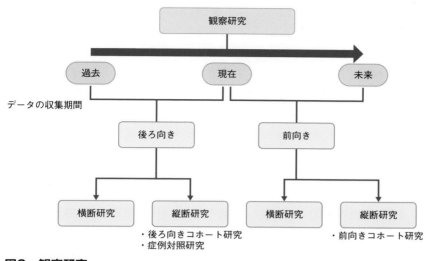

図3 観察研究

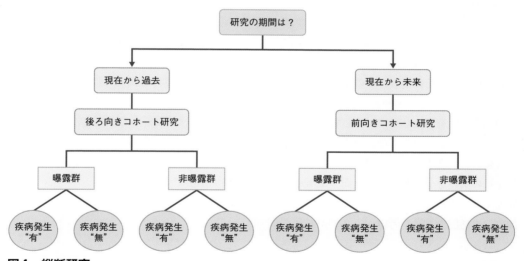

図4 縦断研究

発生要因の仮説設定を行います．これは，前述した「関係探索研究」のデザインに該当します．それに対し，分析疫学研究では，記述疫学研究などから得られた，関連があると疑われた要因に対して仮説を設定し，統計学的にその関連性を確かめます．つまり，仮説の検証がおもな目的となり，「関連検証研究」のデザインになります．

分析疫学研究では，測定時点によって，横断研究と縦断研究に分かれます（**図3**）．横断研究では，ある1時点において，断面的に調査を行い，要因と結果の関連を明らかにする手法です．結果に基づき，疾病の発生に関する要因の仮説を検証したり，新たな仮説を提示したりすることができます．

一方，縦断研究には，要因と結果の関連の

ステップ 1
ステップ 2
ステップ 3
ステップ 4
ステップ 5
ステップ 6
ステップ 7

検証において，時間の流れが加わります（**図4**）．縦断研究には，研究開始時点から未来に向かって研究を進める「前向きコホート研究（prospective cohort study）」と，研究開始時から，過去のコホートを探索し，現在の疾病の発生状況を比較する「後ろ向きコホート研究（retrospective cohort study）」があります．コホートとは，同一条件に規定された集団のことを意味します．たとえば，曝露群の対象者や非曝露群の対象者は，どちらもコホートになります．疾病に罹患した集団と罹患していない集団を対象として，曝露要因を調べる「症例対照研究（case control study）」も，縦断研究に含まれます．

1）前向きコホート研究

前向きコホート研究では，健康な人の集団を対象として，調査票などにより曝露状況（例：食生活，飲酒習慣，運動習慣，禁煙・喫煙習慣など）を把握し，この集団を数年から数十年など，期間を決めて追跡を行い，疾病の発生状況を調査します．そして，最初に調査した曝露状況（例：喫煙習慣）と，追跡して得られた疾患の発生状況（例：肺がんの発生）の関連を分析します．前向きコホート研究では，追跡途中での脱落（死亡や研究参加の途中撤回など）を考慮する必要があります．

2）後ろ向きコホート研究

後ろ向きコホート研究では，曝露がすでに生じてしまった者を対象とし，その後に生じた疾病との関係を調査します．たとえば，「大気汚染が呼吸器疾患の発症に関連している」という仮説を立て，事後的に，すでに大気汚染の曝露を受けてしまった集団と，その集団と類似した背景因子をもつ曝露されていない集団を設定して，比較を行うことで，大気汚染と呼吸器疾患との関連を明らかにします．

後ろ向きコホート研究では，過去に受けた曝露の状況や程度にかかわる情報をどの程度，正確に詳細に取得できるかによって，結果の精度は影響を受けます．

3）症例対照研究

症例対照研究は，現在から過去にさかのぼって，疾病の原因を探す研究手法です．たとえば，対象者の年齢や性別などの背景をマッチングさせた「肺がんに罹患した患者集団（症例群）」と「肺がんに罹患していない患者集団（対照群）」を設定し，特定の要因に曝露した状況（喫煙習慣）を調査し，比較することにより，要因と疾患の関連を検討する研究手法です（**図5**）．

WORK▼3

仮説に基づいて，あなたはどのような関連性や因果関係を検証してみたいか，書き出してみましょう．また，それはどのような研究デザインを選択することが適切ですか？

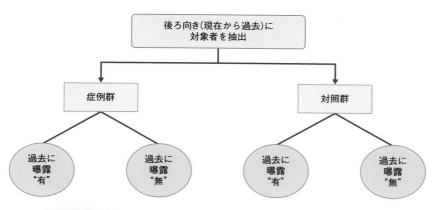

図5　症例対照研究

ステップ 1

ステップ 2

ステップ 3

ステップ 4

ステップ 5

ステップ 6

ステップ 7

column　**信頼性**

　信頼性とは，尺度を使って計測した際に得られる回答の安定性や一貫性，一定期間をおいてくり返し計測した時の誤差の少なさといった測定の正確性を示すものです．信頼性を検討する方法として，**表**の４つがあります．

表　信頼性を検討する方法

①再テスト法	同一の対象団に対して，適切な期間をおいて，同一の尺度を使った測定を２回実施し，各項目の１回目と２回目の得点の相関係数を算出する．
②平行テスト法	形式や平均点などが等質な２つの尺度をつくり，同一の対象者に対して調査を行い，その測定結果の相関係数を算出する．
③折半法	対象者を２つのグループに分け，それぞれの測定結果の相関係数を算出する．
④クロンバックのα係数	項目の回答にどの程度一貫性があるかを示すもので，内的整合性ともよばれる．α係数は０〜１の範囲をとり，目安として0.7以上であれば信頼性が高いと判定できる．

column　**妥当性**

　妥当性とは，測定しようとしている事柄（認識，行動など）を，どの程度，的確に　とらえているかといったことを評価します（**表**）.

表　妥当性の評価の種類

①内容的妥当性	測定したい概念を適切に反映した内容を網羅できているかどうか評価する.
②基準関連妥当性	基準関連妥当性には，併存的妥当性，予測的妥当性，判別的妥当性がある．作成した尺度をすでに信頼性・妥当性が確立した評価法（ゴールドスタンダード）との相関を求めて評価するのが併存的妥当性である．予測的妥当性は，たとえば，「職務満足度が低い者は離職する」といったことが想定される時，実際に離職したというような，後になってわかるような基準と職務満足度との相関を算出する．判別的妥当性は，不眠群と快眠群を分けた時に，QOL の尺度得点から判別できるかどうかを評価する.
③構成概念妥当性	因子的妥当性ともよばれ，測定しようとする概念や特性が，実際にどのくらい適切に測定されているかを評価する.

4　因果仮説検証研究における研究デザイン

　仮説に対して，操作（介入）によって原因と結果の因果関係を検証する研究デザインには，ランダム化比較試験，非ランダム化比較試験，前後比較研究があります.

a　ランダム化比較試験，非ランダム化比較試験

　操作（介入）を行うこと以外は，すべて同じ条件になるようにして，対象の集団を無作為に 2 つ以上の群に分けて，その介入の影響や効果を明らかにするための比較を行う研究がランダム化比較試験です．これに対し，無作為に割り付けをせずに，作為的（有意割り付け）に群を設定するのが，非ランダム化比較試験です．これらの比較試験には，並行群間比較試験（パラレル比較試験）とクロスオーバー（Cross-over）比較試験があります（**図6**）.

　並行群間比較試験は，患者 60 名を新しい転倒予防プログラム群（介入群）30 名と従来の転倒予防プログラム群（対照群）30 名に無作為あるいは作為的に割り付け，その新しいプログラムと従来のプログラムによる転倒予防効果を，同時に比較します.

　クロスオーバー比較試験は，認知症をもつ高齢者 60 名に対しアロマテラピーによる介入と非介入の両方を設定して，両方の行動・心理症状の改善効果を評価する研究です．たとえば，A 群と B 群の 2 群を設定した場合，まず，2 週間の期間を設けて，A 群にはアロマテラピーの介入を行い，B 群は介入なしとし，それから 1 週間の間隔をあけて，今度は，A 群は介入なし，B 群にアロマテラピーの介入を行います.

b　前後比較研究

　個人あるいは集団を対象にして，介入前後

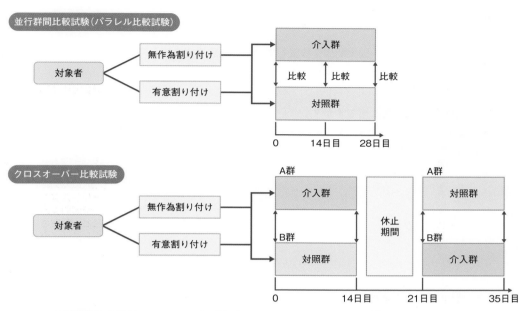

図6 並行群間比較試験（パラレル比較試験）とクロスオーバー比較試験

のアウトカム因子を比較する研究です。たとえば，せん妄の予防プログラムを導入する前後でせん妄の発生率を比較します。前後比較研究は，介入前後の対象者の比較となり，対照群を置かないため，バイアスが生じやすくなります。前後比較研究は，この準実験研究のなかで，バイアスをなくすのが最も難しい研究デザインになります。

column **実験研究と準実験研究**

　実験研究は，変数間の因果関係を明らかにし，普遍的な法則を見出すことを目的としています。①介入を行うこと（実験的操作とよぶ），②比較するための対照群を設定すること，③対象となる集団が無作為に分けられていることの3つの条件を満たすことが必要になり，ランダム化比較試験が該当します。

　それに対し，無作為割り付け（無作為に2群に分ける）を行わずに，有意割り付けで介入群と対照群を比較する非ランダム化比較試験や，対照群を置かずに介入前後を比較する前後比較研究を，準実験研究（疑似実験，quasi-experiment）とよびます。

ステップ 1
ステップ 2
ステップ 3
ステップ 4
ステップ 5
ステップ 6
ステップ 7

WORK▼4

> 　**実験環境を設定して，因果関係を検証してみたいものを書き出してみましょう.**
>
> 　例）認知症のケア技法取得による BPSD（行動・心理症状）改善効果
>
> ①その因果関係の仮説は何ですか？
>
> 　例）認知症をもつ患者に対するケア技法を学んだ看護師の対応は，学んでいない時と比較して，BPSD の改善がみられる.
>
> ②その仮説を検証するためにどのような研究デザインを選択しますか？
>
> 　例）技法を学ぶ前後で，同じ対象者の BPSD（行動・心理症状）の状態を比較検討する前後比較研究

5　その他

a　実態把握調査

　比較や探索などを行わずに，傾向，頻度などの状況，認識や満足などの程度，学習状況や知識などの程度を把握するだけに留まる調査を実態把握調査といいます．実態把握調査では，質問紙を作成して，実態を把握します.

　たとえば，1か月あたりの夜勤の回数，1か月あたりの時間外労働時間，年収，有給休暇取得率，職務満足度などの項目を通じて，看護の労働実態を把握できます.

b　システマティックレビュー

　既存のデータを利用して行う代表的な研究デザインとして，システマティックレビューがあります．システマティックレビューは，クリニカルクエスチョンに対して，既存研究を網羅的かつ系統的に調査し，同質の研究をまとめて，バイアスを評価しながら，適切な研究を同定して，分析，統合を行う研究のことをいいます.

　システマティックレビューには，定性的なものと定量的なものがあります．定量的システマティックレビューは，メタアナリシスと

表3 データの統合方法

①結合	質的・量的研究のデータの分析結果の比較
②収斂	質的・量的研究のデータの分析結果を1つに併合
③説明	量的研究のデータの分析結果を説明するために，質的研究のデータを活用
④構築	尺度開発のための概念を構成する因子，新たな変数や新しい介入方法の検討のために，質的研究のデータの分析結果を用いる
⑤埋め込み	量的研究のデータを補強するために，質的研究のデータを利用

もよばれます．メタアナリシスは，統計的手法を用いて，複数の研究の結果を統合して，要約する手法です．単一の研究ではサンプル数が少なく，有意差が検出できない場合に，複数の研究の結果を統合することで，有意差が検出できることがあります．

c 混合研究

　質的研究と量的研究の両者のデメリットを相互に補完し合いながら，質的研究から得られたデータと量的研究から得られたデータを1つの研究のなかで統合します．両者のデータの統合方法としては，**表3**に示すものがあります[2]．

引用文献
1）数間恵子，岡谷恵子著，河正子：看護研究のすすめ方・よみ方・つかい方．第2版．日本看護協会出版会，1997．
2）Creswell, JW：A concise introduction to mixed methods research. Thousand Oaks, CA: Sage，2015．

ステップ1
ステップ2
ステップ3
ステップ4
ステップ5
ステップ6
ステップ7

Step 2

4-2

研究方法をみてみよう
質的研究方法

Step 2-4-2
学習目標

■ 主な質的研究の種類とその特徴を述べることができる.
■ 質的研究におけるテーマ設定，文献検討，データ収集・分析方法の留意点について述べることができる.
■ 質的研究を論文にまとめる時の重要なポイントについて述べることができる.

質的研究とは何か

　質的研究は，現象を質的に探究し，混沌とした現象から新たな知見を導出する研究方法です.

1 量的研究との違い

　量的研究は，研究計画書に沿って研究を完遂することが可能であり，研究者によってデータ収集の結果や分析結果が変わることはほぼありません．しかし，質的研究は，前もって綿密な研究計画を立てることが困難です．これまでに明らかにされていないルールを見つけていくのですから，たとえば，研究参加者を 10 人と計画しても，さらに研究参加者を増やさなければならないということも生じます．データ収集と分析を並行して実施するなかで，分析によりみえてきたことを拠り所にして，研究参加者を再考したり，データ収集を継続すべきか，終了すべきかを判断したりします.

　また，統計学的な分析では，研究者が代わっても同じ結果を得ることが可能ですが，質的分析においては，同じ研究者であっても，いったん分析を終了させても，さらに検討をくり返すなかで文言を洗練し，1 回目と異なる表現にしていくことがあります．データ収集方法や分析方法は同じようにたどることができますが，分析結果が同じになることは難しく，それゆえに，質的研究方法名を記すだけでなく，データ収集方法や分析方法の具体的な記述が求められます.

2 質的研究を行う際の注意点

　質的研究は，研究参加者（研究対象者）の内的世界における現象を研究対象とし，内的世界に関するデータを収集，言語化し，言語化したテキストを研究者が主観的に解釈し，再構築（時に構造化）する研究です[1].

　質的研究を初めて行う時は，指導者による支援，可能であればそれぞれの研究方法に精通した指導者からの支援を受けられるようにしたほうがよいと考えます.

　質的研究は，今まで形式知として世に示さ

ステップ1

ステップ2

ステップ3

ステップ4

ステップ5

ステップ6

ステップ7

れていなかった事象に着目し，本質を探り，ほかの人と共有できる形式知（理論）にする研究方法です．単にインタビューをまとめるものではなく，混沌としたインタビューデータのなかにどのような本質があるのかを見つけ，理論を生成していくプロセスなので，質的研究に精通した適切な指導者によるアドバイスが必要とされます．

3 質的研究の特徴

a データが第一である

質的研究では，データが第一であるという考え方を貫きます．理論的枠組みをデータ収集前に作成することはなく，量的研究のように仮説検証を目的としたり，実験的状況を設定したりすることをせず，収集したデータから研究目的に合致した知見を導き出します．

b 文脈（context）を大事にする

質的研究では，文脈（context）を大事にします．文脈とは，情況，背景，前後関係のことであり，研究者は文脈に最大限の注意を払います．研究参加者が，自分の歴史や時間的広がりのなかでデータを提供してくれていることを踏まえることで，研究参加者の行為や認識を断片でなく，過去，現在，未来としてとらえることができるのです．

c 研究参加者の経験している世界に浸る

データ収集において，研究参加者の経験している世界に浸ることが必要です．浸る方法は，観察したり，質問したり，話を聞いたりすることですが，参加観察をするには，フィールドに長い時間とどまる必要があり，インタビューでも集中的なかかわりが必要です．

データ分析において，研究参加者の視点（内部者の視点）をもち，その現象を研究参加者の視点からみようとすることが必要です．その際には，意識して自分の見方を脇に置き，研究参加者の経験を学ぼうとする姿勢が重要であり，その参加者にとっての認識，意味，解釈に焦点をあてることが求められます．

d 豊かな（リッチな）データを得る

濃密な記述，あるいは分厚い記述ともいわれますが，量の多さでなく，文脈における意味，解釈が十分に記述されていることが必要です．この濃密な記述を示すことによって，現象を説明でき，分析結果が研究者の単なる思い込みでなく，データに基づいた厳密なものであると読者が判断できるのです．そもそも，研究目的に合致した豊かな（リッチな）データがなければ濃密な記述にはなりません．

リッチなデータを得るためには，研究者と研究参加者の関係性が重要です．この関係性づくりはデータを収集する前から始まっており，いかにその研究が意味のあるものであるかを研究参加者に理解してもらうことが重要です．

そして，データ収集中には，研究参加者の思考や感情に近づくために，研究者は評価的でない態度で接し，ラポールの形成に努めることが大事です．インタビュー終了時に，研究参加者から，「思ったことを話すことができました」といわれたら，予定していたとおりにうまく進められたということになります．

e データ収集とデータ分析を並行して進めることができる

インタビューや参加観察といった質的研究で多用する研究方法では，データ収集は研究者が測定用具であることが多く，データ収集と研究者によるデータ分析は一般的に並行し

て進めていくことができるのも質的研究の特徴です．それによって，研究参加者を増やしたり，データ収集を終了するタイミングを判断したりすることが可能となります．

データ分析においては，研究者の主観的解釈を積極的に活用し，データで示されている具体性や個別性を用いながら，本質を導出し，理論化につなげていきます．

おもな質的研究の種類
（p.43，表1）

1 質的記述的研究

インタビューや参加観察から得た質的データを用いて，現象をありのままにとらえていく方法です．後述する哲学的な基盤をもっているグラウンデッド・セオリー，エスノグラフィーや現象学などとは異なり，特定の哲学的な基盤をもちませんが，質的研究に共通した前提を有しています．先行研究があまりない状況であるならば，まずは詳細に現象をテキストデータ化し，対象者からみたものの見方をとらえようとすることが必要です．

a 方法

質的記述的研究は，画一化された方法はありませんが，収集したテキストデータをまとめただけではなく，研究の目的に応える，着目した現象に関する新たな知見を提示することが必要です．

新たな知見は，読者からみて納得のできる記述が求められます．つまり，同じようにたどることができる研究方法，分析方法に対応した研究結果が示されて初めて，読者の納得を得ることができるのです．

既存の枠組みにとらわれない，あるいは画一化された方法がないので，収集したデータと対話しながら，試行錯誤し，具体的な分析方法を見出していくこととなります．

b 研究対象

質的記述的研究が適している研究対象は，研究したい現象について，ほとんど明らかにされていない，あるいは明らかにされていることはある一定の条件に偏った内容であり，それ以外の現象を明らかにしたい場合です．

＊

グラウンデッド・セオリーなどと比較して基礎的でシンプルな研究方法であり，簡単で手軽に取り組めるように思えますが，単に質的データを収集してまとめただけでは研究とはいえず，現象をより理解できる新しい知見を示していくことが必要です．

研究者がなぜその事象に着目するのか，どのような目的を設定し，その目的を明らかにするためにどのようにデータを収集し，どのように分析していくのか，読者が研究方法をたどれるように示していかなければなりません．詳細は，質的記述的研究の特徴を解説した成書[2,3]を参照してください．

2 グラウンデッド・セオリー

グラウンデッドとは，「地を這う」という意味であり，グレイザーとストラウスという2人の社会学者によって生み出され，データに根差した理論を帰納的に生成する方法論です．グラウンデッド・セオリーの理論的枠組みは，シンボリック相互作用論であり，人々が用いる言葉や表情，行動などにシンボル（象徴）を見出し，これを手がかりにこれまでに手がつけられていない，あるいは十分に明ら

かにされていないプロセス，人間関係，意味などを明らかにします．

おもな目的は，データから理論を導き出すこと（先行研究から確証を得た仮説をもたない）であり，研究者は研究を通して，「類似」と「相違」と「関係性」という観点でデータをとらえ，他のすべてのデータと比較するというデータ収集と分析をくり返していきます（継続比較分析）．

a 方法

研究方法の特徴は，データ収集と並行して分析が行われるなかで，新しい概念や疑問が次のデータ収集に反映されるので，研究のプロセスが進むにつれて，データ収集での焦点がはっきり特定化していくことです．このようなデータ収集方法を「理論的サンプリング」といいます．

継続比較分析を継続しても理論生成に新たな情報は得られないと判断できた状態を「データの飽和」や「理論的飽和」といい，データ収集を終了します．コード化やカテゴリ化を終結する時の目安を**表1**に示します．

＊

カテゴリ間の関係性を見つけ，作業仮説を生み出し，最終的には新しい理論を確立します．この過程をとおしてストーリーラインを明らかにしていくこととなります．グラウン

表1 コード化やカテゴリ化を終結する時の目安（グラウンデッド・セオリー）

①	新たなデータを収集しているにもかかわらず，カテゴリについて新しい情報が発見できない
②	カテゴリがもつ性質や多様性，プロセスのすべてについて述べられている
③	カテゴリ間の関連がしっかりと確立している

デッド・セオリーの分析過程はいくつかあり，専門的な成書[4, 5]を参照してください．

3 エスノグラフィー

集団，文化あるいは地域社会の直接的な記述であり，質的研究のなかで最も歴史が古い方法です．文化人類学を哲学的基盤とし，人々の文化的な行動をとらえ記述し解釈する方法です．

文化はさまざまに定義されますが，特定集団の人々の行動のパターンや習慣，生活の仕方，あるいは集団の長期的に存在する考え方や信念ともとらえられます．患者や家族の特有の文化を理解することは，対象のもつニーズを踏まえての支援に役立てることができます．

a 方法

エスノグラフィーを行うには，研究する文化に浸り，その文化の構成員の視点でその世界をみようとすることが必要です．対象となる人々が状況との相互作用によって文化を生成しているなかに身を置き，フィールドワークを実施し，記録物の閲覧，参加観察によるフィールドノートの作成とインタビューによりデータを収集します．対象となる人々がある状況において，研究者の存在に慣れ，自然に振る舞うなかでデータを収集することが重要であり，地道で長期間にわたるかかわりが必要とされます．

データ収集と分析は並行して行われ，内部者（イーミックな見方）と外部者（エティックな見方）の両方の視点が必要とされます．内部者の視点とは，対象者の視点からみた世界を徹底的に探究することであり，外部者の視点とは研究者自身のもつ文化のことです．

ステップ1 ステップ2 ステップ3 ステップ4 ステップ5 ステップ6 ステップ7

ある集団の文化のなかにいながら，外部者の視点で事象をとらえることで，対象者自身が気づいていない文化的な考え方や行動を明らかにすることができるのです．

よって，研究の評価基準は，文化の構成員が経験しているようにその文化を表しているかどうかということになります．エスノグラフィーの概説については，成書[6]を参照してください．

4　現象学

現象学という哲学を基盤とし，対象者の経験の本質を深く詳細に明らかにしたい時に用いられる研究方法です．現象学的アプローチは，対象者が自分に起こっていることや自分を取り巻く状況をどのようにみており，意味づけているか，対象者の視点から経験の本質を記述することに焦点を当てます．対象者の意識に現れているありのままの経験のことを「直接経験」あるいは「生きられた経験」とよびます．

a　方法

研究者が，対象者の「生きられた経験」を理解するには，フィールドワークを実施したり，関連する文書を読んだりすることが必要とされますが，インタビューによるデータ収集が多用されています．ただし，対象者にありのままの経験を語ってもらうことや研究者が自身の先入観を脇に置いて分析するのは非常に難しいプロセスです．

b　研究対象

日常のなかに埋もれている実践知を掘り起こすことや，マイノリティの人々の世界や当たり前とされてきたことに迫るといった研究

表2　看護の研究で多用されている現象学

記述的現象学	エトムント・フッサール
解釈学的現象学	マルティン・ハイデッガー
実存主義的現象学	モーリス・メルロ＝ポンティ ジャン＝ポール・サルトル

が考えられます．

＊

主たるデータ収集方法は，非構成的で対話的なインタビューが用いられることが多いです．対象者の生きられた経験を豊かに語ってもらうために，対象者との信頼関係に基づく高いインタビュー技術が必要とされます．そして，研究者の偏見や先入観を自覚し，一時，棚上げし，分析するスキルも求められます．

看護の研究で多用されている現象学を**表2**に示します．これらの特徴に関しては専門的な成書[7]を参照してください．

5　事例研究

その事例のもつ固有の意味を探求し，最終的に新たな知見を導き出す研究手法です．事例研究は看護学の分野だけで用いられているわけではなく，医学は当然ながら，実践的・臨床的な広範囲の学問領域で多用されている研究方法です．事例そのものを最大限に理解することに主眼があり，ある時代のある特定の経験をもつ，非常に限定的なものであることに留意する必要があります．

事例とは，個人の経験に限らず，ある問題や状況，企業や自治体における取り組みなどさまざまであり，取り上げる事例を定義づけるとともに，研究者が何を明らかにしようとしているのか，明確なリサーチ・クエスチョンを最初から最後まで持ち続けることが必要です．

a　方法

　事例研究では，インタビューや参加観察したデータ，質問紙調査によるデータ，看護記録や相談記録，公文書や報告書など，あらゆるものがデータとなり得ます．質的データと量的データの両方を扱えますが，その事例が有する質的データからリサーチ・クエスチョンに応えるルールを見つけることが事例研究の強みといえるでしょう．日々，一人ひとり異なる特徴を有する対象者への援助のなかからルールを見出し，看護ケアの改善に役立てていくことに活用できる研究方法でもあります．

　研究目的を明確にしたら，その目的に対する解を得られる典型的な事例を選定しなければなりません．当然ながら取り上げる事例は何でもよいわけではなく，研究目的に合致した事例であると，事例選定の適切性を述べていかなければなりません．

b　研究対象

　事例研究では，単一の事例に着目する場合と複数の事例を取り上げる方法があります．単一の事例研究の場合は，その事例が有する固有の意味を探求することになるので，一般化可能性を追究することには向いていませんが，極端な事例や非常に特殊な事例を扱う場合に適しています．複数の事例研究では，ある現象や母集団における共通しているパターンを見つけ，理論化を図ろうとする場合に適しています．

*

　事例研究の概説については，成書[8]を参照してください．

　事例研究のまとめかたについては，Step 4（p.146）に詳しく紹介されています．

6　KJ法

　文化人類学者である川喜田二郎によって開発されたデータの整理・分析手法です．

a　方法

　取り上げたい事象に関する質的データを参加観察やインタビューから収集し，
①分析できる単位としてカードに示す．
②このカードを帰納的に整理し，グループをつくり，見出しをつける（グループ数が多い場合は，さらに大きいグループを作成する）．
③グループの関係性をとらえて図式化する．
④文章化する．
という方法で行います．これによって関心をもつ事象の実態をとらえることが可能となります．

　分析単位を作成し，グループ化し，見出しをつける作業は，質的研究では基本となる分析方法であり，また，ブレインストーミングとあわせて実施することで，教育や研修の場で活用されたり，職場や地域での問題解決の手段にも多用されたりしています．

7　質的統合法

　質的統合法は，KJ法の開発者である川喜田二郎の門下生として学んだ山浦晴男が，KJ法の基本原理と基本技術に準拠しながら，適切に表札づくりができるような方法や，図式化する際の関係記号と添え言葉が示されているといったKJ法の理解を深め，適切に実施できる方法として開発しました．

　質的統合法は，混沌とした現場の実態を構造的に示すものであり，一つひとつのデータ

ステップ1　ステップ2　ステップ3　ステップ4　ステップ5　ステップ6　ステップ7

表3　質的統合法によるデータ統合の進め方

インタビューや参加観察などからデータを収集
↓

①	ラベルづくり	1つの内容を示す単位を作成する
②	ラベル広げ	ラベルを広げて，読みやすく並べる
③	ラベル集め	似ている内容のラベルを集めてグループをつくる
④	表札づくり	グループ内の複数のラベルの内容を一文にまとめ，新しい白紙のラベルを記す
⑤	グループ編成	②～④の工程をまとめて「グループ編成」という 何段階かグループ編成をくり返し，最終的に5～7個のグループを目指す
⑥	見取図の作成	最終的なグループの関係性を探る
⑦	本図解の作成	模造紙などを用いて見取図を元ラベルの段階まで展開する
⑧	シンボルモデル図の作成	必要に応じて，⑦の説明を補う
⑨	叙述化（文章化）	質的統合法により明らかになった事実を1本のストーリーとして記述する

が空間的に配置されることでその現場の全体像を浮き彫りにすることが可能とされています．時間軸に沿った流れを明らかにする研究，2つ以上の事柄の因果関係や影響を明らかにする研究や現象がどのような因子より構成されているのかといった研究よりも，その現象はどのようになっているのかというありようを問う研究に向いています．

成書[9]を参考に質的統合法によるデータ統合の進め方を**表3**に示します．

8　アクションリサーチ

よりよい方向性を目指して変化を促進するアプローチ方法であり，実践における問題点を確認すること，および実践を改善していくために可能な解決策を展開していくことに適しています．アクションリサーチの定義は諸々ありますが，実際に社会で生じている問題や状況を体系的に理解し，リフレクション（内省）の過程を伴いながら，課題の解決や改善，仕組みの変革などの変化に結びつくことを意図して，社会にはたらきかけるアプ

ローチ（取り組み，探求活動）であるといえるでしょう．

研究手法としては，量的研究であれ質的研究であれ，研究参加者と研究者がその状況と場に最も適していると判断した方法を用います．重要な要素としては，研究参加者の主体的な参加が必須であり，①変化の必要性を認識すること，②研究プロセスでアクティブな役割がとれること，③関係者へ必要に応じて交渉できること，が必要とされます．

研究参加者と研究者は，お互いにパートナーとして同等であり，課題を共有し協同すること，研究者は，明らかになったことに関して常に参加者へフィードバックするといった民主的な展開が求められます．さらに，実践現場を改善するだけでなく，より広い変化・社会への影響を目指すといった，現場を変革することと社会に応用する科学への同時貢献も求められます．

アクションリサーチの展開過程としては，
①研究計画の作成
②行動と観察の実施
③リフレクション

④評価と再計画
⑤行動と観察の実施
⑥さらなるリフレクション
といった連続性が必要とされます.

　アクションリサーチャーの特徴としては,スタミナ（心理的, 身体的）, 忍耐力, 成功するという決意, 他者を動機づけ, 励ます能力, 分析の手腕, 研究対象への変わらない興味と好奇心, 他者への誠実さと感性, すぐれたコミュニケーション能力（口頭, 文書）, 他者からの酷評や非難に対して容易に傷つかない, 専門家としての態度, 物事を大局的にとらえる能力と, 専門家としての自分の限界を認識する能力などのタフさが求められます [10].

質的研究のプロセス

1 リサーチ・クエスチョンからの研究テーマの設定

a リサーチ・クエスチョンとは

　リサーチ・クエスチョンとは, 研究によって明らかにしたい事柄です. リサーチ・クエスチョンを考える段階では, 質的研究が適しているのか, 量的研究が適しているのかはまだ明確にはなっていない可能性がありますが, 自身がこれまで経験した事柄のなかで, 気になっている点, 引っかかっている点といった疑問に注目していくことが大事です. 研究は長丁場なので, 自分自身の動機が大事であり, 自問するなかでリサーチ・クエスチョンを考えていくことが必要です.

　まずは, これまでの経験のなかから, 気になっている点, 引っかかっている点といった疑問を文章化してみます. 1つの文章には1つの意味を有するように記述し, 作成した文章を他の人へ説明することが可能であれば, 客観視でき, 頭のなかが整理されていきます.

　次に, 関連しそうな先行研究をみていきます. 専門誌や学会誌を目視でみていくこともありますが, データベースを用いて, リサーチ・クエスチョンに含まれるキーワードを入力し, 検索できるとよいです. 文献検索は, リサーチ・クエスチョンからの研究テーマの設定に始まり, 研究の各段階において, 継続して実施することが必要です. この先行研究を概観する工程をとおして, リサーチ・クエスチョンから研究テーマへと洗練していきます.

b 研究テーマの設定

　研究テーマは, 研究目的と連動して, 何を明らかにしたいのかという問いに答えられる表現であることが理想的です. この段階までくると, リサーチ・クエスチョンとしてとらえている事象に関する研究がこれまでどの程度なされてきたのかのアウトラインがつかめるようになってきます.

　研究は先行研究の上に成り立っていくものなので, これまでの先行研究があまりなく, ①新規な事象であるため, 観察やインタビューを実施し, データを得ることが必要である, ②研究参加者自身が無自覚に実施しており言語化するのが難しく, インタビューを実施することが適している, ③多人数からデータを得ることが難しく, 少人数の研究参加者からしかデータを得られない, など質的研究を用いることの妥当性も検討していきます.

2 質的研究における文献検討

　自身が取り扱おうとしているテーマが, 量

ステップ 1　ステップ 2　ステップ 3　ステップ 4　ステップ 5　ステップ 6　ステップ 7

的研究が適しているか，質的研究が適しているかに関して，文献検討を通じて判断していきます．文献検討を通じて，「いまだかつてとらえられていない現象を記述することから開始しなければならない」ということが明らかになれば，質的研究に着手することになります．

　また，質的研究には多様な方法があります．このため，類似したテーマの文献を通じて，取り組もうとしているテーマでは，どのような研究方法について文献検討することが望ましいかを検討することも必要になります．質的研究であっても，量的研究であっても，読者が研究方法をたどれることを求められるので，その論文で取り上げられた事象について，具体的にどのようなデータを収集し，どのように分析したのかを文献から把握することにより，研究方法の参考にすることができます．なお，文献検索・検討の方法は，Step 2 の 2（p.21）を参照してください．

3 研究計画書の作成

　研究テーマの設定と文献検討を経て，質的研究方法の内容が固まってきたら，研究計画書を作成します．研究計画書の作成については，Step 2 の 5（p.79）を参照してください．

4 データ収集方法

　質的データの収集方法として，おもにインタビュー法，参加観察，アンケートの自由記載が想定されるでしょう．インタビュー法と参加観察は，研究者自身が道具となるため，研究者のスキルに依拠するところが大きいです．それぞれの方法について以下に概説します．

a インタビュー法

●特徴

　インタビュー法の特徴は，研究参加者は受け身の回答者ではなく，社会的出会いのなかでの積極的な参加者であり，研究者と研究参加者が一緒にデータをつくっていくという関係性です．このため，インタビューの前に研究参加者との信頼を築くことが重要です．また，インタビューの場でデータがつくられるので，柔軟な対応力といった研究者の力量が研究に影響します．

　研究者と研究参加者が同じ職種であったり，職場の同僚であったりすると，専門用語や規範をすでに共有している可能性が高く，研究にとって利点であると同時に，思い込みも生じやすいという欠点にもなります．

●種類

　インタビューをどの程度構造化するのかによって，非構造化インタビュー，半構造化インタビュー，構造化インタビューに分けられます．

　非構造化インタビューは，研究に関する広い領域の質問で始まります．たとえば，「その事故の時，どのような経験をしましたか，お話ししていただけますか？」という問いかけです．質問項目は少なくなるので，インタビュー経験の浅い研究者の場合，その研究に関連しない内容ばかりの面接になってしまう危険性があります．ライフストーリーインタビューなど，その参加者の生きている経験を聞く場合に効果的です．

　半構造化インタビューは，質的研究で頻繁に用いられる方法です．あらかじめ，質問項目はインタビューガイドに示されているので，その研究に関連しない情報は，非構造化インタビューよりも少ないです．複数のイン

タビューを実施しても項目が漏れることが少なく，質問の順序は，インタビューの過程と個々の研究参加者の答えによって変わってきます．

構造化インタビューは，インタビューにおける質問項目やその順序まで細かく決められ，標準化されています．インタビュアーによる差がほとんどないデータを収集できるとされている一方で，対話によりデータを深化させるという余地は少ないです．

●実施時の留意点

インタビューを実施する際の留意点としては，まずは，インタビューガイドの作成です．特定の方向に誘導せず，短く，しかし現象を的確に明らかにするための相手目線の言葉を用います．研究参加者がどんな体験をしたのか，あるいはどんな考えをもっているのかを詳細に尋ねられるような質問項目とし，1つの質問に1つの意味をもたせます．事前に送付するか否かは研究参加者の条件によります．専門職であれば，事前に送付することで回答を想定してくれるかもしれません．

次に，インタビューの場所・時間の設定です．研究参加者の希望を第一優先とし，プライバシーが保てる場所であり，相手の負担にならないようできるだけ考慮します．そして，必ず断ってからインタビューデータを記録します．音声データを録音したら，早々に逐語録に起こすようにしますが，インタビュー後に研究の問いに対して気づいた点をメモしておくと，後の分析の際，役に立つことが多いです．

インタビューでは，探究し（さぐり），促し，要約しながら進めていくスキルが求められます．研究者が要約した内容を伝えることで，さらに語りが引き出されます．非言語的なうなずきも有効であり，普段の会話よりもていねいなリアクションをすることも留意点の1つです．

●フォーカス・グループインタビュー

インタビューは個人だけでなくグループを設定し実施することも多用されます．フォーカス・グループインタビューと称し，ある一つのテーマに向けて，焦点を絞り込んだ集団討議です．つまり，研究参加者が，自分自身の見解を他者との関係のなかで熟考するという社会的文脈のなかで，ある論題について限られた範囲でデータを得るために行われるインタビューです．

グループの構成は，その研究目的に最適な人々であり，互いに面識がある必要はなく，同じような役割をもっていたり経験したりしている人です．グループのサイズは，グループダイナミクスがよりよくはたらく人数とし，6～8人程度とすることが多い傾向にあります．

運営としては，だいたい1時間半から2時間程度とし，参加者が入るだけの十分な広さの部屋と全員の声が収録できるような録音機器を準備します．明確な進行表，時間管理のファシリテーターが必要であり，面接者は司会者あるいはファシリテーター役を担い，それとは別に記録者を置いたほうがよいです．面接者の安全・安心な雰囲気づくりは重要であり，研究参加者間の相互作用と参加者を導く社会的スキル，調停スキルも必要です．

インタビュー研究について詳しくはStep 6（p.186）を参照してください．

b 参加観察

日常の場で研究対象者がどのような会話や行動をしているかを観察します．インタビューでは収集することのできない，対象者自身が意識していないことを含めた，実際に

ステップ 1 / ステップ 2 / ステップ 3 / ステップ 4 / ステップ 5 / ステップ 6 / ステップ 7

観察できる行動，表情，姿勢などのデータを収集できます．

最低限のメモを取り，観察者の記憶が鮮明なうちに詳細にフィールドノートに書き起こします．観察者が感じたこともデータにできます．

観察のタイプには，完全な参加者，観察者としての参加者，参加者としての観察者，完全な観察者があり，どのタイプで実施するかはその研究にもよりますが，研究依頼内容に影響するので，あらかじめ決めておきます．

c　アンケートの自由記載

自由記載は，構造化された質問項目では言い尽くせないような内容や現象，選択した回答の理由を尋ねる時に有効です．研究者が想定していなかった回答を得られる可能性があります．

アンケート自体がインタビュー法にくらべ多くの研究参加者を想定することが多いため，多くのデータを得られるという利点があります．ただし，記載内容がすべてなので，データに限界があります．

5　データ分析

質的研究におけるデータ分析は，量的研究における分析のように画一的な方法をとりません．大量のテキストデータから分析単位を抽出するところから，単語単位とするのか，誰が何を意図し何をしたのかといったプロセスがわかるように抽出するのかというように，研究で導出したい結果によって異なり，分析するルールを試行錯誤しながら見つけていきます．

質的データ分析の特徴として，まず，大量のデータにどっぷりつかり，データと対話す

ることが必要です．研究者があらかじめもっている既存の知識や理論などを，いったん脇に置き，対象者からみた現象をとらえるようにするといった姿勢が重要です．

次に，データ収集と分析を同時進行で進めていくことも特徴的です．逐語録の作成は，読む段階で，「もっとこの時に深く聞いておけばよかった」と，インタビュー方法のスキル向上にも役立てられ，次のインタビューに活かしていくことが可能であるため，必要です．分析を並行して実施すると，これ以上データを収集しても新たな知見は得られないのではないかというタイミングに気づくことができ，データ収集を終了するタイミングの見極めにもつながります．

何度もくり返し分析することで，分析方法や結果を洗練させていきます．そして，質的研究に精通した研究者からのアドバイスや研究班内での検討を経ることで，さらに洗練した結果を導出することにつながります．この分析方法は，ほかの人が追えるように表記することが求められます．

質的データを単語単位に切片化し，分析する方法として，内容分析があります．切片化した分析単位の発生頻度，順序，関係性をとらえる方法です．内容分析のための量的解析ソフトも多数開発されており，大量のテキストデータを分析していく際に活用できます．

質的研究を論文にまとめる際の留意点

質的研究も，量的研究も，論文にまとめる時の原則は同じです．詳細は Step 7（p.200）を参照してください．ここでは，質的研究で重要となるポイントを挙げます．

ステップ1
ステップ2
ステップ3
ステップ4
ステップ5
ステップ6
ステップ7

1 投稿先の決定と 大まかなスケジュールの設定

何を述べたいのか，どのようなメッセージを伝えたいのか，どのような読者に読んでほしいのか，そして，質的研究の掲載履歴の傾向を確認し，投稿先を決めます．

研究者に向けてということであれば，分析を含めた研究方法をていねいに示したほうがよいか，実践家に向けてであれば，研究結果が実践にどう活用できるのかに紙面を割くか，政策提言したいのかによって，投稿先を決定していきます．

随時投稿としつつ，締め切りを設けている場合が多いので，締め切り日を目標に執筆のスケジュールを組んでいかないと，いつまでたっても投稿にこぎ着けることはできませんので，注意しましょう．

2 研究目的

質的研究を行うおもな目的として，経験・体験や現象を探求したり，理解を深めたり，また知られていない事柄に対し，仮説を形成したりするために，①ほとんど知られていない現象を記述し，発見する，②現象の意味を深く理解する，③プロセスや状態像を記述する，④現象を概念化したり，理論化したりする，ということが挙げられます．

たとえば，③の目的で質的研究を行うので

あれば，「本研究では，ひきこもっていた人が就労に至るまでの心理社会的プロセスを明らかにする」となります．

3 研究方法

研究方法としては，質的研究の質的記述的研究，グラウンデッド・セオリーといった研究方法の名称を書くだけでなく，具体的な分析方法を読者が再現できるように記載します．

研究参加者については，どのようにして研究参加者を募ったのか，参加者としてふさわしいと考えた理由も述べます．また，データ収集方法・分析方法は，どういう面接方法をとったのか，質問項目，インタビュー時間を記します．あるいは，参加観察では，どのレベルの関与か，期間について記すことは必須です．質的研究は，研究者が測定道具になります．このため，道具としての研究者の質をどのように担保したのかについても記載するようにします．

4 結果

結果の示し方の多くは，導き出された理論の概要や概略を示し，それを支持するデータを引用しながら，パラグラフを構成することが多いです．研究方法に則って，順に結果を示し，研究者が得た結果や洞察を共有できる

表4 研究参加者の発言を引用することの利点

①	研究結果と主張したことを確認でき，支持を得やすくなる
②	カテゴリやテーマの論拠を示すことで，読者の理解を助ける
③	研究参加者の経験・認識・感情を説明することができる
④	ストーリーラインを促進して読者の興味を引きつけ，論文を生き生きとさせることができる

表5　図表作成のポイント

①	その研究の一番いいたいことを図表にする（多すぎてもいけない）
②	図表は単純で理解しやすいものとする（本文を読まなくても理解できる）
③	タイトルは必須（図は下，表は上）
④	図表について，本文で必ず言及する

ように示します．効果的に研究参加者の発言を引用すると，**表4**に示すような利点が得られます．さらに，「実際に観察したり述べられたりした事実」「研究者がデータを分析，再統合して新たな視点としたもの」「データを扱うことで研究者がつくり出した新たな意味づけ」をどのように書くかの記述・分析・解釈のバランスをとることが重要です．このバランスは，研究目的と研究方法に一致させなければなりません．

結果で用いられる図表は，カテゴリやコードの一覧表，カテゴリの関連を示す図があると読みやすくなります（**表5**）．図表は，最大限に単純化されているが，重要な結果を伝えていることが肝要です．

5　考察

考察は，研究目的や研究の意義に対する，結果の解釈です．訴えたい主張にこそ，文献を引用し述べていきます．自身が抽出したカテゴリと先行研究を比較し，どの点が同じで，どの点が異なるのか，なぜそう考えられるのかを解釈します．

引用文献
1) 髙木廣文：第1章　質的研究とはどんな研究なのか　質的研究を定義する．質的研究を科学する．p.11〜16, 医学書院, 2011.
2) 坂下玲子, 宮芝智子, 小野博史：第5章　研究デザイン−研究の設計と方法の選択．看護研究（系統看護学講座-別巻）．p.125〜127, 医学書院, 2016.
3) グレッグ美鈴：Ⅳ．主な質的研究と研究手法[1] 質的記述的研究．よくわかる質的研究の進め方・まとめ方　看護研究のエキスパートをめざして．第2版．グレッグ美鈴・麻原きよみ・横山美江編著, p.64〜84, 医歯薬出版, 2016.
4) 才木クレイグヒル滋子：グラウンデッド・セオリー・アプローチ 改訂版 理論を生みだすまで．新曜社, 2016.
5) 木下康仁：定本 M-GTA：実践の理論化をめざす質的研究方法論．医学書院, 2020.
6) 麻原きよみ：Ⅳ．主な質的研究と研究手法[3] エスノグラフィー．よくわかる質的研究の進め方・まとめ方　看護研究のエキスパートをめざして．第2版．グレッグ美鈴・麻原きよみ・横山美江編著, p.99〜119, 医歯薬出版, 2016.
7) 松葉祥一・西村ユミ：現象学的看護研究 理論と分析の実際．医学書院, 2014.
8) 吉岡京子：Ⅳ．主な質的研究と研究手法[5] 事例研究．よくわかる質的研究の進め方・まとめ方　看護研究のエキスパートをめざして．第2版．グレッグ美鈴・麻原きよみ・横山美江編著, p.149〜167, 医歯薬出版, 2016.
9) 山浦晴男：第2章　質的統合法によるデータ統合の進め方．質的統合法入門−考え方と手順．p.23〜27, 医学書院, 2012.
10) アリソン・モートン＝クーパー：ヘルスケアに活かすアクションリサーチ．岡本玲子, 関戸好子, 鳩野洋子訳, p.21〜24, 医学書院, 2005.

ステップ 1
ステップ 2
ステップ 3
ステップ 4
ステップ 5
ステップ 6
ステップ 7

Step 2
4-3 研究方法をみてみよう
量的研究方法

Step 2-4-3
学習目標

- 量的研究とは何か，プロセスを踏まえ理解できる．
- 研究対象者の抽出方法について知ることができる．
- 量的研究の結果の記載方法がわかる．

量的研究とは何か

　計測により得られた数値や，文字を数値に置き換えたデータを用いて行う研究が「量的研究」です．単純集計を用いて状態を記述したり，比較を通じて，ある因子による影響やある介入による効果の差異を明らかにしたりすることが目的となります．

　おもに看護研究で用いられる量的研究には，調査研究（研究デザイン：実態把握調査，関係探索研究，関連検証研究），観察研究（研究デザイン：関連検証研究），介入研究（因果仮説検証研究）があります．なお，これらの量的研究の種類とその方法については，Step 2 の 4-1（p.42）を参照してください．

　量的研究の研究計画の段階では，①研究課題（研究テーマ）を決定し，②文献レビューを通じて，その研究を行うことの必要性や意義を明らかにし，③研究目的を設定し（ある場合には概念枠組みや仮説を設定），④研究デザインに基づいて具体的な研究方法を設計します（**表1**）．そして，その方法を用いて，

表1　量的研究のプロセス

①	研究課題（研究テーマ）の決定
②	文献レビューによる研究の必要性，意義の明確化
③	研究目的の設定
④	研究デザインに基づき，研究方法の設計

データを収集し，集計・分析を行い，結果をまとめて考察し，結論を導き出します．

量的研究のプロセス

1 研究課題（研究テーマ）の設定

　研究テーマは，自身の疑問から生じます．たとえば，痩せたい願望があり，どうやったら体重が減るのだろうかということを常日頃から考えることがある場合，「食事量をコントロールしている自分よりも，食事量をコントロールしていない友人のほうが痩せているのはなぜだろう？」と，ふと疑問が生じることがあります．

表2　研究課題の設定の例

疑問	研究課題		研究タイプ
看護学生は，看護師養成機関卒業後に，どのようなところで働きたいと考えているのだろうか？	看護学生の卒業後の進路希望の実態把握	調査研究	実態把握調査
小児科で働きたいと思っている看護学生は，どのような性格特性があるのだろうか？	小児科で働くことを希望する看護学生の性格特性		関係探索研究
看護学生のワークライフバランスを重視する認識は，卒業後の希望就職先と関連しているのだろうか？	看護学生のワークライフバランスを重視する認識と希望就職先との関連		関連検証研究
運動習慣がある人は，ない人とくらべてフレイルの発生率は異なるだろうか？	運動習慣とフレイルの発症との関連性	観察研究	関連検証研究
口腔ケアを，看護師が行う場合と，歯科医，看護師，歯科衛生士などの多職種から構成される口腔ケアチームが行う場合とでは，誤嚥性肺炎の発生率は異なるだろうか？	口腔ケアチームの介入による誤嚥性肺炎の予防効果	介入研究	因果仮説検証研究

　このように，研究は，自身のもつ何らかの動機から疑問が湧き上がり，研究課題に落とし込むことで，研究がスタートします．この際，自分の明らかにしたいことは，①実態なのか，②何かの関係を探索するのか，③関連性の確認なのか，④因果関係の検証なのか，を明確にしておくと，研究デザインを検討する時に役立ちます（**表2**）．

2　文献レビュー

　文献レビューでは，最初に，自分の疑問に対する回答を提供する研究が行われているのかどうかを確認します．「自分の知りたい疑問の答えが見つからなかった」「疑問に対して相反したり，複数の答えが見つかったりと，何が正しいのかよくわからなかった」「疑問に答える研究は見つかったものの，その研究には課題が残されており，さらなる研究が求められていた」ことが明らかになった場合に

は，研究の必要性が認められることになります．

　文献検索で数多くの研究が見つかった場合には，その文献は読む価値があるかどうかを判断することが求められます[1]．文献を読む際には，まず「要旨」を読みます．「要旨」がない場合には，「はじめに」と「結論」から，自身の研究課題と合致するかどうかを確認します．

　さらに，①結果は信頼でき，妥当なものであるかどうか，②結果は何か，③自身の研究対象者の状況にあてはまるかという視点で内容を確認します．結果の信頼性や妥当性を読み解くためには，研究方法論の妥当性や，使用された統計手法の適切性の可否を判断し，分析結果を解釈することのできる統計知識が必要になります．量的研究を行うのであれば，基本統計，自分が用いる統計手法について学ぶ機会をもつようにしましょう．

表3　研究課題と目的の例

研究課題	研究目的
看護学生の卒業後の進路希望の実態把握	本研究では，アンケート調査（②研究方法）により，○○大学における看護学生（①研究対象者）の卒業後の進路希望の実態を把握すること（③明らかにしようとしている事柄）を目的とする．
小児科で働くことを希望する看護学生の性格特性	本研究では，アンケート調査（②研究方法）により，○○県にある全看護師養成校の看護学生（①研究対象者）において，小児科への就職希望者は，どのような性格特性があるかを明らかにすること（③明らかにしようとしている事柄）を目的とする．
看護学生のワークライフバランスを重視する認識と希望就職先との関連	本研究では，○○県にある全看護師養成校の看護学生（①研究対象者）を対象とし，アンケート調査（②研究方法）により，ワークライフバランスを重視する認識と希望就職先との関連を明らかにすること（③明らかにしようとしている事柄）を目的とする．
運動習慣とフレイルの発症との関連性	本研究では，A自治体におけるフレイル健診の受診者（①研究対象者）を対象とし，横断的観察研究による実態調査（②研究方法）を通じて，運動習慣とフレイルの発症との関連を明らかにすること（③明らかにしようとしている事柄）を目的とする．
口腔ケアチームの介入による誤嚥性肺炎の予防効果	本研究では，A病院における入院患者（①研究対象者）を対象とし，口腔ケアチームの介入による誤嚥性肺炎発症の予防効果（③明らかにしようとしている事柄）について，看護師だけの介入と比較すること（②研究方法）を通じて，明らかにすることを目的とする．

表4　仮説の設定－PICO/PECO

PICO			PECO		
P	Participants/ Patient	どんな人（患者）に	P	Participants/ Patient	どんな人（患者）が
I	Intervention	どんな介入により	E	Exposure	何に曝露されると
C	Comparison	何と比較して	C	Comparison	何と比較して
O	Outcome	どのような結果になるか？	O	Outcome	どのような結果になるか？

3　研究目的の設定

　研究目的には，研究課題に則り，①研究対象者，②研究デザインや研究方法，③明らかにしようとしている事柄を含めると，わかりやすくなります（**表3**）．

　仮説がある場合には，どのような対象者に対し，何を比較して，どのような結果を予測しているのかを研究目的に落とし込みます．

　この際には，PICO/PECOにあてはめて考えてみるとよいでしょう〔**表4**，Step 2の1 **表8**（p.19）〕．

　たとえば，75歳以上の健康な高齢者を対象とし（Participants），週3回（1回40分以上）の有酸素運動を半年間以上継続したグループ（Intervention）とそれ以外のグループを比較すると（Comparison），認知機能の維持・改善がみられる（Outcome）という仮説があったとします．この場合には，仮

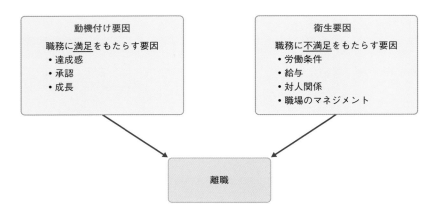

図1 概念枠組み

説をそのまま反映させ，「健康な後期高齢者を対象とし，定期的な有酸素運動を継続して行う群は，それ以外の群と比較して，認知機能の維持・改善が認められるかを検証することを目的とする」というように記載します．

なお，ある理論モデルやある事象の因子間の関連や因果関係を明らかにする場合には，概念枠組みを提示することにより，検討あるいは検証しようとしている事柄がわかりやすくなります．

たとえば，ハーズバーグの2要因理論を活用して，看護師の満足度と離職に関連する要因を検討したい場合には，この理論を概念枠組みとして提示し，「動機付け要因」および「衛生要因」の2要因を定義し，それぞれの要因をどのような変数で測定するのかを示します（**図1**）．

4 研究方法の設計

a 対象

研究の対象を，「いつ」「どこで」「誰を」「どのくらいの人数」選定するかを明確に示すことが必要になります（**表5**）．

観察研究，介入研究の「誰を」に関しては，

表5 研究の対象の明確化

いつ	データ収集期間
どこで	対象者が所属する場所
誰を	研究の条件に該当する者
どのくらいの人数	研究デザイン，研究に用いる統計手法，結果の信頼性・妥当性の担保を考慮したサンプル数

「適格基準」と「除外基準」を示します．適格基準には，自身の研究目的を明らかにするための対象者の条件を述べます．適格基準は，仮説を検証するための必要不可欠な対象者の特徴の条件です．たとえば，年齢，性別，疾患，臨床所見，検査所見などが該当します．

一方，除外基準は，曝露（問題となる事象に，特定の集団あるいは個人がさらされること）による影響を明らかにしたり，介入効果を評価したりする際の障害となる条件が該当します．また，介入により，対象者の安全を脅かすような事柄がある場合には（例：運動療法により持病が悪化するような疾患），それも除外基準の条件に含めます．

b 対象者の抽出方法

研究対象となるすべての集団のことを「母

集団（population）」とよびます．その母集団の中から抽出された一部の集団を「標本（sample）」とよびます．母集団の全員を対象とする調査は，「全数調査」あるいは「悉皆調査」とよばれます．母集団を構成する一部を抽出して，母集団全体を推測しようとする調査は，「標本調査」とよばれます．

母集団に含まれる人たち全員を対象にできるのであれば，その集団全員の結論を導き出すことができます．しかし，母集団の規模が大きい場合には，全数を対象にすることは現実的に難しくなります．たとえば，日本国民全員を対象とした研究を行う場合，時間もかかり，莫大な費用を要します．このため，母集団から一部を抽出した標本を対象として，研究を行わざるを得なくなります．しかし，この標本調査には，次のようなメリットもあります．

・調査対象数を絞ることが可能なため，調査にかける労力，費用，時間も少なくて済む．
・サンプル数によっては，手間やデータ収集の精度などの観点から，全数調査では調査しきれない詳細な情報の収集が可能である．
・統計学を用いて，母集団と標本の誤差を可能な限り小さくするサンプル数の設計を行い，標本誤差の提示が可能である．

標本調査においては，母集団の属性を適切に反映した代表的な集団を抽出することが，一般化できる信頼性・妥当性のある結果を導くために必要不可欠となります．しかし，研究にはさまざまな制約が伴うことから，結果を歪めるようなバイアスをできる限り抑え，研究の実行可能性を踏まえた標本の抽出が求められることもあります．

このような状況を踏まえ，母集団から標本を抽出する方法（サンプリング）を検討する必要があります．標本の抽出には，「有意抽出法」と「無作為抽出法」があります．

1）有意抽出法

有意抽出法は，母集団を代表していると考えられる，最も典型的な対象者を調査者の判断により，条件に基づいて抽出したり，目標にしたサンプルサイズ（標本サイズ）に達するまで対象者を集めたり，友人・知人などの紹介により雪だるま式にサンプル（標本）を増やしたりする方法があります．

たとえば，母集団をカテゴリ別（性別，年齢階級別，職業別など）に区分し，それらの区分が母集団に占める割合と同じになる条件のもとで，調査者が母集団の代表制を考慮して，サンプルを抽出するのは「クォータ（割り当て，分担）標本」とよばれます．また，外来を受診した患者の順番で100名の対象者を集めるのは偶然標本です．友人・知人などの紹介により雪だるま式にサンプル（標本）を増やすのは「機縁法（紹介法）」とよばれます．

有意抽出法は，主観的な判断や偶然に頼ることになり，この方法によって，集団全体を代表する適切な標本を選ぶことは困難だということに留意する必要があります．

2）無作為抽出法

無作為抽出法は，文字どおり，母集団の中から無作為に抽出する方法です．代表的な方法として以下のものがあります．手間や時間，コストなどの効率性，また標本の偏りが生じないかどうかを考慮しながら，抽出方法を決めます．

●単純無作為抽出法

母集団に含まれる人たち一人ひとりに1から順番に番号を振り，乱数表などを用いて，必要な標本数だけサンプルを抽出する方法で

ステップ1　ステップ2　ステップ3　ステップ4　ステップ5　ステップ6　ステップ7

す.

● 層別抽出法

　母集団をあらかじめいくつかのグループ（層）に分類し，各層から，必要な数を無作為に抽出する方法が層別抽出法（層化抽出法）です．たとえば，男女比が4：6である母集団であれば，サンプルとなる集団も4：6になるように無作為に抽出します．これにより，母集団の属性の分布を反映する精度が上がります．

　ただし，層別を行うための母集団の年齢や性別などの情報を事前に把握している必要があります．

● クラスター抽出法（集落抽出法）

　まず，母集団を小集団である「クラスター（集落）」に分類し，各クラスターの中から，いくつかのクラスターを無作為に抽出し，これらのそれぞれのクラスターにおいて全数調査を行う方法です.

　たとえば，全国の急性期病院から無作為に100病院を抽出し，その100病院で働いている看護職員全員の給与を把握するというような抽出方法です．全国の医療機能別の病院リストのようにクラスター情報があれば，抽出可能です．しかし，同じクラスターに属する対象者は，類似した傾向があるので，標本に偏りが生じる可能性があります．たとえば，給与水準が高い病院が抽出された場合，標本から推測される給与額が高くなる可能性があります．

● 多段抽出法

　母集団をいくつかのグループに分類し，それらのグループの中から無作為にいくつかのグループを抽出し，さらにその中から，また無作為でいくつかのグループを抽出することをくり返し，最終的に抽出されたグループの中から無作為に対象者を抽出するのが多段抽

出法です.

　たとえば，第1段階として全国から5都道府県を無作為抽出し，第2段階として5都道県から20市区町村を無作為抽出し，第3段階として20市区町村の住民から1万名を無作為抽出する方法です．

　多段抽出法では，サンプル数が小さい場合には，標本に偏りが生じる可能性があるため，注意する必要があります．

● 系統抽出法

　母集団の対象者に通し番号をつけたリストを作成し，まず，1番目の調査対象を無作為に抽出します．続いて，2番目以降の対象者を5人おき，10人おきというように一定の間隔で抽出します．このような方法が系統抽出法です．

　ただし，リストの並び方に何らかの規則性や周期性がある場合には，標本に偏りが生じる可能性があります．

　c 　目的に沿ったデータ収集項目（変数）の設定

　目的に沿って，データ収集項目を選定します．調査票を通じてデータを収集する場合には，調査票の質問項目と回答様式（選択肢，自由記述）を作成します．また，自身が調べたい事柄に対し，すでに信頼性・妥当性が検証された尺度が存在しており，その尺度の使用に際し，開発者からの許諾が必要になるものは，使用許可を得るようにします．

　患者のカルテなどからデータを調査する場合には，データを収集するためのデータソース（データ源）とその項目を設定します．また，測定によってデータを取得したりするような場合には，「どこで」「どのような方法で」データを取得するのかを具体的に提示できるようにします．

　実験（介入）研究においては，他者が方法

表6 結果の記載例（APAスタイル※）

平均値と標準偏差	カッコ内に，平均値（M：mean）と標準偏差（SD：standard deviation）を表示 例）対象者は，全体として比較的若かった（M = 17.34, SD = 2.35）. 　　学生の平均年齢は，18.22 歳（SD = 2.85）であった.
割合	カッコ内に表示 例）対象者の半数近く（49%）が既婚者であった.
χ^2（カイ二乗）統計	自由度と標本サイズ，ピアソンの χ^2 値，有意水準を表示 例）結婚している参加者の割合は，性別で有意差は認められなかった. 　　〔χ^2(1, N = 56) = 0.89, p = 0.25〕
t 検定	t（自由度）＝ t 統計量，p 値を表示 例）性別については，t (60) = 6.78, p < 0.001 の有意差が認められ，男性のほうが女性よりも高いスコアを獲得していた.

※ APA スタイル：アメリカ心理学会（American Psychological Association）が定める書式.

論を読んで，同じように，その方法を実施し，データを取得し，検証できるという再現性が非常に重要になります．このため，データ取得方法は具体的に説明できるものでなくてはなりません．

何かを評価する場合には，その評価方法や評価するための基準や定義を検討しておくことが必要になります．たとえば，うつ状態を評価する場合，尺度の合計点や下位尺度の合計点が何点以上だと「うつ状態」とするのかといった判定基準がなければ，対象者の「うつ状態」を判定することができません．このため，あらかじめ基準を明確にしておく必要があります．

d 分析方法

量的研究においては，データを集計したり分析したりする際に，統計学を用いるため，統計学の基本的な知識が必要になります．取り扱うデータの尺度，基本統計量，よく使用される統計手法などについては，Step 2 の4-1（p.42）を参照してください.

5 研究結果の提示

研究対象者の概要がわかるように，基本情報（性別や年齢など），人口学的特性や臨床的特徴を集計し，提示します．また，データ分析の結果は，図表を適切に用いて，わかりやすく記述することを心がけます．図表の表題は，見ただけで分析内容を理解できるものにします．図表，文中において，各分析に含まれたサンプル数（n）は，忘れずに明記するようにします．なお，結果中の文章と図表番号や図表中の数字の不一致がないようにしましょう.

質問紙調査の場合には，配布数，返送数（%），有効回答数（%）を示します．調査の集計・分析結果は，目的と一致させ，目的や方法論にない結果を提示しないようにします．観察研究の場合には，研究対象者の選定から分析に至るまでの各段階における参加者数や脱落者数を示します．介入研究の場合には，介入群と対照群のそれぞれの人数，各群の脱落者数とその理由を明示します.

文章中の検定結果は，通常，文章で説明してから，カッコ内に，検定統計量，自由度，

p 値, 効果量（群間での平均値の差の程度, 変数間の関連の強さ）などを記載するようにします. 有意差は, サンプルサイズの影響を受けます. サンプルサイズが大きいがゆえに, 実際には関連がないのに, 有意差が認められ, 関連があるという結果が生じてしまうことがあります. このため, 効果量をあわせて示すことが理想です.

なお"＊"は5% 水準で有意差あり, "＊＊"は1% 水準で有意差あり, "n.s.（ns）"は有意差なしとして使われることがあります. "n.s." は, "not significant（有意差なし）"を表しますが, 発表する学会や投稿雑誌によっては, この略を許可していない場合もありますので, 必ず投稿規定を確認し, それに則るようにしてください.

また, 文中や図表における検定結果の表示の仕方が投稿規定に示されている場合にも, それに則るようにしましょう.

結果の記載例を**表6**に示します.

6 考察

考察では, 得られた結果を解釈し, そこから引き出された知見を述べます.

まず, 結果を要約し, その結果が意味することを論じます. たとえば, 得られたデータはどのようなことを表し, どのようなことを

いうことができるのか, また先行研究と比較した場合に, どのようなことが示されたのか（結果が同じだったのか異なったのか, 異なった場合にはその理由）を述べます. 仮説を設定した場合には, 仮説は検証されたのかどうか, 仮説を証明することができなかった場合には, なぜ, そのような結果になったのかを論じます.

期待されていた結果が得られない理由として, 対象者の抽出や研究手法などに問題があると考えられるのであれば, それについても言及します. また, 結果の活用が限定される場合などは, 研究の限界についても述べます.

なお, 結果に述べられていないことに関して考察したり, また論理的に飛躍した結果の解釈をしたりしないようにしましょう.

7 結論

結論は, 目的に対して得られた結果および考察から, 最終的にいえること, 仮説がある場合にはその答えがどう結論づけられたのかを簡潔明瞭に述べます.

また, 先行研究とくらべた場合に, どのような新規性や独自性があるのかということを提示し, 今後の研究の課題や展望についても述べます.

ステップ1
ステップ2
ステップ3
ステップ4
ステップ5
ステップ6
ステップ7

column 「パラメトリック検定」と「ノンパラメトリック検定」

　パラメトリック検定とは，母集団の分布がある特定の分布に従うことを前提とした検定方法です．たとえば，t検定を行う場合には，母集団のデータは近似的に正規分布に従う必要があります．このため，正規分布に従わなければt検定を行うことができないため，t検定はパラメトリック検定となります．

　ノンパラメトリック検定とは，正規分布などの特定の分布に従わないことを仮定するので，母集団の分布が事前にわからない場合や，母集団のデータがどのような分布をしても使うことのできる検定手法です．母集団が正規性に従わない，サンプルサイズが小さい，外れ値があって除去ができないような時には，ノンパラメトリックの検定手法を用います．

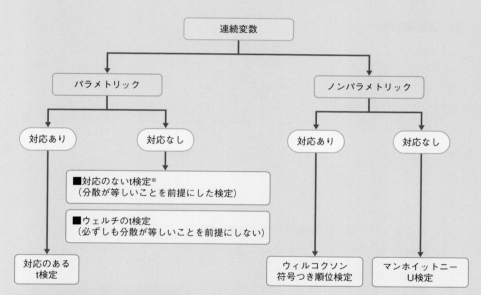

図　定量的データの2群間比較
※分散が等しいかどうかを確かめるためにはF検定を行う.

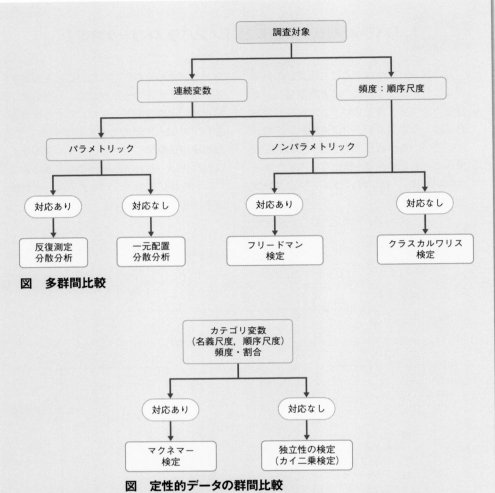

図　多群間比較

図　定性的データの群間比較

・名義尺度は，"男性に「1」，女性に「2」"，無に「0」，有に「1」"という数値を割り当て，区別するための尺度．順序尺度は，"良いに「3」，普通に「2」，悪いに「1」"という数値を割り当て，優劣関係や大小関係を表す尺度．

・順序尺度以上の従属変数でもカイ二乗検定を行うことはできるが，カテゴリが多くなると，順序の情報が失われるため，マンホイットニーの U 検定（2 群間），クラスカルワリス（Kruskal-Wallis）検定（3 群以上）などの代表値の検定を行う．

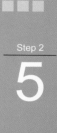

Step 2

5 研究計画書を書いてみよう

Step 2-5
学習目標

- 研究計画書の必要性がわかる.
- 質的研究の研究計画書の構成と書き方がわかる.
- 量的研究の研究計画書の構成と書き方がわかる.

ステップ1 ステップ2 ステップ3 ステップ4 ステップ5 ステップ6 ステップ7

研究計画書とは

　研究を開始する前に，研究計画書を作成する必要があります．研究計画書は，「その研究に取り組みたいと考えるに至った研究の動機や背景（文献レビューを含む）」「研究を通じて明らかにしたい研究目的」「その研究目的を達成するために必要となる具体的な研究方法」をまとめたものです.

　わかりやすくいうと，なぜ（Why），いつ（When），誰に対して（Who），何を（What），どのように（How），研究を行うのかといったことを具体的に示すのが研究計画書になります．第三者が研究計画書を読んでも，研究全体の概要をイメージし，この研究計画書を読めば研究を進めることができるものになっていることが求められます.

　倫理委員会に研究を申請する際には，研究計画書を提出することが必須となります．また，研究費を獲得するための申請書においても，研究計画書は必要になります.

　研究は，研究計画書に則り進めることにな

ります．このため，研究の実行可能性，また研究遂行中にトラブルなどの不測の事態が生じた時の対応など，一連の研究の作業が滞りなく，無理のないスケジュールで，研究が完遂できるように研究計画が立案されている必要があります．また，事前に研究計画を綿密に練り，研究計画書が立案されていれば，対象者数の不足，調査項目の不備，調査データが取得できないといった理由で研究が頓挫することを回避できます.

質的研究における研究計画書の構成（表1）と書き方

1 研究課題（タイトル）

　研究課題のタイトルから，当該研究が何を明らかにしようとしているのか，何をしようとしているのかを読み取ることができるようにしましょう．また，研究内容との矛盾や乖離がないタイトルをつけるようにしましょう.

　タイトルは，通常，研究計画書の表紙に記

載されますが，研究計画書の様式が規定されている場合には，それに則り，該当箇所に記載します．さらに，研究代表者の氏名，所属機関，連絡先，研究計画書作成日を記載します．倫理委員会の承認を受けた後には，倫理委員会からの承認日，研究計画書を改訂したのであれば改訂日を記載し，研究計画書がいつ承認され，更新されたのかがわかるようにしておきます．

表1　質的研究における研究計画書の構成

1	研究課題（タイトル）
2	研究の背景・意義（先行研究の文献レビュー）
3	研究目的
4	研究方法 　a. 研究の対象 　b. 調査方法 　c. 分析方法 　d. 倫理的配慮
5	研究の成果により期待される効果
6	作業計画や予算計画
7	資料（インタビューガイド，観察シート，研究協力依頼書，同意書，同意撤回書）

WORK▼1

質的研究における研究テーマ（タイトル）を記載してみましょう．

2　研究の背景・意義（先行研究の文献レビュー）

なぜ，研究したいと考えたのかがわかるように，自身の問題意識や取り上げる問題の重要性を述べるようにしましょう．

質的研究は，人々の思考・発想・経験などに関して，いまだに解明されていないものや理解が不十分な領域を知ろうとしたり，あるいは既知と考えられているものに対し，新たな見解や発見を見出したりすることに適しています．したがって，先行研究によってすでに解明されているのであれば，そもそもそのテーマは，質的研究に適していないことになります．

そこで，文献レビューにより，何がどこまで明らかとなり，何が明らかとなっていないのか，また先行研究から異なる見解や首尾一貫しない結果が見出されていることを示す必要があります．文献の探し方については，Step 2の2（p.21）を参照してください（**WORK▼2**）．

3　研究目的

どのような研究課題（リサーチ・クエスチョン）を探究しようとしているのかを研究目的に適切に落とし込むようにします（**WORK▼3**）．

ステップ 1
ステップ 2
ステップ 3
ステップ 4
ステップ 5
ステップ 6
ステップ 7

WORK▼2

質的研究における研究の背景・意義について，先行研究の文献レビューを踏まえながら書いてみましょう．

WORK▼3

質的研究における研究目的を簡潔明瞭に書いてみましょう．

4　研究方法

研究の対象には，理由とともに対象とする人と，その数や集団を明確に示します．調査方法には，データをどのように取得するのか，具体的な調査方法と分析方法を記載します（**WORK▼4**）．

■ 例1：インタビュー

・インタビューの対象者の選択条件とその人数

・インタビューの具体的な方法
　（構造化，非構造化，半構造化のどの方法を用いるのか？　個人インタビューとするのか，フォーカスグループなどのような集団インタビューとするのか？）

・インタビューの時期と時間

・インタビューガイド（p.192参照）を資料として添付する

・どのようにインタビューデータを取得するのか？（映像，録音）

WORK▼4

質的研究における研究方法を書いてみましょう.

・対象は？

・研究の期間や調査にかかる時間は？

・データを取得する方法は？

・データの作成や分析，まとめる方法は？

・データからどのように文字起こしをして，逐語録を作成するのか？
・データをどのように分析し，まとめるのか？
（内容分析，カテゴリー分析，コーディング，概念モデルや理論の構築など）

例2：行動観察

・どのような場を選択するのか？
・観察期間はどのくらいか？

・どのような方法で観察するのか？
（参与観察，非参与観察，併用観察，グラウンデッド・セオリー・アプローチなど）
・観察シートを資料として添付
・観察したデータはどのように取得するのか？
・データをどのように分析し，まとめるのか？
（内容分析，カテゴリー分析，コーディング，概念モデルや理論の構築など）

5 倫理的配慮

研究参加者に対し説明を行う方法（文書と口頭で行う場合には，用いる説明文書を作成します；**表2**），参加者から同意を得る方法（文書で取得する場合には，その同意文書を作成します；**表3**），「研究への不参加」や「研究参加への途中撤回」を受ける方法について記載します．なお，説明文書や同意文書のひな型の文書があり，規定されている場合には，それに則るようにします．

また，個人情報保護の方法，研究期間終了後の個人情報の取り扱い，研究参加者の安全を確保する方法（研究によって研究参加者に生じる危険や不快などの説明，危険や不快などへの対応策）についても記載する必要があります．加えて，研究結果の公表の予定，研究参加者に対する研究結果の開示の有無や方法などについても記載します（**WORK▼5**）．

6 研究の成果により期待される効果

本研究に参加することで，研究参加者にとってどのような利益があり，どのようなことが社会に貢献するのかを記載します（**WORK▼6**）．

7 作業計画や予算計画

研究全体の工程がわかるように，データ収集，分析，結果のまとめなどの一連の研究プロセスのスケジュールを記載します．また，研究助成金などの外部資金を得て研究を実施する場合には，研究に必要となる経費を踏まえ，予算計画を作成します．研究対象者に対し，費用負担や謝礼が発生する場合には，費用の名目（交通費など）や金額も記載するようにしましょう．

表2 説明文書に含める内容

①	説明文書とは何か？
②	審査を通している倫理委員会に関して
③	研究の背景・目的
④	研究の対象
⑤	研究の内容・方法（例：インタビューの日程調整方法，インタビューの方法，インタビューの所要時間）
⑥	研究の予定期間と参加者の参加予定期間
⑦	研究参加により予想される利益と不利益
⑧	参加と同意撤回の自由意志の保障に関して
⑨	個人情報の保護の取り扱いや研究結果の公表について
⑩	研究の資金と利益相反について
⑪	健康被害が生じた場合の対応・補償について（生じる可能性がある場合）
⑫	参加者が負担する費用や謝礼について
⑬	研究組織
⑭	連絡先（照会窓口）

表3 同意・撤回に係る文書に含める項目

①	説明文書を用いて説明した各項目にチェックボックスを設け，説明を受け，理解したものについて，☑をつけ，本研究に参加することに同意したことがわかるようにする
②	本人の署名と日付（代諾者の場合には，本人との関係，代諾者の署名と日付）
③	説明者の署名と日付

ステップ1 ステップ2 ステップ3 ステップ4 ステップ5 ステップ6 ステップ7

WORK▼5

質的研究における倫理的配慮を書いてみましょう.

・対象者への説明方法,文書を用いて説明する場合にはその説明文書

・対象者からの研究参加への同意,不参加,途中撤回を求める方法,文書を用いる場合にはその同意文書

・対象となる人への危険性と不利益,またその対応

・結果公表の方法（学会や学術雑誌など）

・研究参加者への研究結果の開示の有無や方法

・その他：倫理的問題に対する配慮

WORK▼6

研究の成果により期待される効果を書いてみましょう.

・研究対象者への利益,予測される学問的・社会的な貢献は？

ステップ 1
ステップ 2
ステップ 3
ステップ 4
ステップ 5
ステップ 6
ステップ 7

■□□ 量的研究における研究計画書の構成（表4）と書き方

1 研究課題（タイトル）

通常，研究課題は，研究計画書の表紙に記載します．研究課題のタイトルには，研究によって明らかにすることを踏まえ，対象となる疾患や事象，研究デザインなどを盛り込むようにします．

たとえば，高齢者における転倒の事象を減らす方法を，文献レビューの研究デザインから明らかにするのであれば，『高齢者における転倒を減らす方策の検討─転倒のリスク因子とその予防対策に係る文献レビューを通じて』というタイトルで表すことができます．また，あるケアの効果を検証するために，ケア実施群とケア非実施群との間でアウトカムの比較を前向き研究により行う場合には，『前向き研究による○○のケア提供がもたらす○○の効果検証』というようなタイトルで表すことができます．

さらに，研究代表者の氏名，所属機関，連絡先，研究計画書作成日を記載します．倫理委員会の承認を受けた後には，倫理委員会からの承認日，研究計画書を改訂したのであればその改訂日を，その都度記載し，研究計画書の承認や改訂箇所の履歴管理を行うようにします（**WORK▼7**）.

2 研究の背景・意義（先行研究の文献レビュー）

臨床現場における問題意識などを踏まえ，国内外の先行研究の文献レビューを通じて，明らかにしなければならない問題を明確に

表4 量的研究における研究計画書の構成

1	研究課題（タイトル）
2	研究の背景・意義（先行研究の文献プレビュー）
3	研究目的
4	研究デザイン
5	研究の対象
6	調査方法，調査項目
7	症例数とデータ収集期間
8	評価項目
9	統計手法
10	研究対象者からインフォームド・コンセントを受ける手続き
11	研究の変更，中止・中断，終了
12	研究対象者に生じる負担ならびに予測されるリスクや利益
13	個人情報の取り扱い，情報の保管および廃棄の方法
14	研究に関する資料等の利用と保存
15	研究結果の公表
16	研究資金や利益相反
17	研究対象者の費用負担，謝礼
18	重篤な有害事象発生時の報告（侵襲を伴う研究の実施時）
19	研究組織
20	連絡先（照会窓口）

し，当該研究を行うことの必要性や正当性を裏づけるため背景情報（対象集団に対して，本研究を行うことが妥当かつ有益であると考えた根拠）を要約するとともに，研究の必要性として研究的かつ臨床的・社会的意義について記載します（**WORK▼8**）.

WORK▼7

　研究計画書の表紙を「研究計画書の作成日」「研究課題名（タイトル）」「氏名」「所属先」「連絡先」を含めて作成してみましょう.

WORK▼8

　研究の背景や意義を以下の観点から記載してみましょう.

・問題と思うことは？　なぜ, 問題と思うのか？　解明, 解決しなければならないことは？

・問題と考えたことに対する, 国内外の先行研究の文献レビューから得られた情報の要約（対象者, 対象疾患, ケアなどの介入方法, 介入によるアウトカムなど）. 何が明らかになっていて, 何が明らかになっていないか？

・対象者に対し, 当該研究を行うことが有益であると考えた根拠は？

・研究の必要性として, 研究的かつ臨床的・社会的意義は？

ステップ1
ステップ2
ステップ3
ステップ4
ステップ5
ステップ6
ステップ7

3　研究目的

　本研究により何をどのように明らかにしたいかについて，対象集団，研究仮説，研究デザインなどを含め，簡潔明瞭に目的を記載します．なお，目的が複数ある場合には，主要目的と副次目的（その他の目的）に分けて記載するようにします（**WORK▼9**）．

■例

　このランダム化比較試験（研究デザイン）の目的は，〇〇（対象集団）に対する××による△△の効果（研究仮説）を明らかにすることである．

WORK▼9

> 対象集団，研究仮説，研究デザイン等を考慮しながら研究目的を記載してみましょう．

4　研究デザイン

　該当する研究のデザインを記載するようにします（**表5**）．詳細は Step 2 の 4-1（p.42）を参照してください．

表5　研究デザインの種類

実験的研究	・ランダム化比較試験（RCT） ・準ランダム化比較試験 ・クロスオーバー比較試験 ・前後比較試験
観察的研究	・コホート研究 ・症例対照（ケースコントロール）研究 ・症例集積（ケースシリーズ）研究
調査研究	・横断的研究 ・縦断的研究

WORK▼10

> 該当する研究デザインを記載しましょう．

5　研究の対象

　研究対象の適格基準と除外基準を記載します．対象者の選択方法，対象者を募る方法などについても具体的に記載します（**表6**）（**WORK▼11**）．

表6　適格基準と除外基準の例

適格基準
・対象患者の年齢（上限と下限）
・性別
・疾患（病期・病型）
・治療やケアの有無など

除外基準
・治療歴
・既往歴
・合併症
・臨床検査値などに関する事項
・併用薬・併用療法などに関する制限事項

WORK▼11

　研究対象者の選択基準（適格基準）と除外基準を記載しましょう．

6　調査方法，調査項目

　研究デザインに基づいて，どのように調査を行うのかを記載します．実験的研究であれば，具体的な介入方法，介入結果の調査方法と調査項目（**表7**），それらのデータ取得方法を記載します．観察的研究の場合には，取得する検査結果の項目や観察項目，それらをどのように調査し，データを取得するのかについて記載します．取得する項目については，すべて記載する必要があります．また，他機関から提供される情報や資料などを使用する場合には，それらはどのように取得するのかといった手順や経緯を記載します．

　計測や判定が伴う場合には，その具体的な方法について記載します．たとえば，重度の褥瘡（真皮を超える褥瘡状態）を調査したい場合には，その判定基準を①NPUAP（米国褥瘡諮問委員会）分類：Ⅲ度またはⅣ度，あるいは②DESIGN分類（日本褥瘡学会）：D3，D4またはD5と具体的に示します．

　調査研究においては，調査方法（例：質問紙調査）と調査内容（例：質問紙の項目），データの取得方法（例：質問紙の調査配布・回収方法）を記載します．データを取得する項目のなかで，操作的定義が必要となる変数や用語については，その定義についても記載します．操作的定義とは，データ収集の過程で用いられる専門用語や変数を具体的に説明することです．たとえば，「本研究では，不安を○○と定義し，この定義に基づいて○○とい

表7　調査項目の記載例

		術後0日目（当日）	術後1日目	術後7日目
検査項目	血算	○	○	○
	生化学	○	○	○
	心電図	○		○
	単純CT	○		
	尿	○		
観察項目	体温	○	○	○
	血圧	○	○	○
	脈拍	○	○	○
	VAS	○		
質問票	QOL	○	○	○

○○病院の検査データから検査項目，カルテから観察項目のデータを抽出．質問票は，同意を得られた患者に配布し，データを取得．

う尺度を用いて，不安を測定する」という説明を加えます．

また，研究の目的が概念モデルや理論の因子間の関連検証であるような場合には，当該研究の概念枠組みを明確に示す必要がありま

す．たとえば，概念の定義や概念間の関係を示した概念枠組みを提示し，その概念を構成する因子は，どのような項目で，どのように測る（尺度や変数）のかということを明確にします（**WORK▼12**）．

WORK▼12

　　調査方法，調査項目について，以下の視点から記載してみましょう．

・どのように調査するか？

・どのような項目を調査するか？

・どのように調査項目のデータを取得し，データを収集するか？

7 症例数とデータ収集期間

目標症例数とその設定根拠を記載するようにします．統計的な根拠がない場合でも"調査研究期間内の対象施設の症例数から目標症例数を設定した"などの理由を記載するようにします．加えて，症例数を収集する調査期間を示すようにします（**表8**）（**WORK▼13**）．

表8 症例数とデータ収集期間の記載例

統計学的な根拠がある場合

許容誤差5％，信頼度95％，回答率を50％とした時，急性期4病院の常勤看護職員数の合計は3,800名であることから，349名の回答者が必要となる．アンケートの回答期間は，2022年6月1日～6月30日とする．
＊アンケートのサンプル数の推計方法
$$n = \lambda^2 p\ (1 - p)/d^2$$
　　　n：サンプルサイズ（調査に対して必要な回答数）
　　　p：回答比率（調査対象者の回答の比率）
　　　d：許容誤差（許容できる誤差）
　　　λ：信頼水準（許容誤差の範囲内に収まる確率）

統計学的な根拠がない場合

本研究は探索的研究であるため，統計学的な設定は行わない．調査期間内にデータ収集の実行可能性を踏まえて，目標症例数の設定を行う．対象施設で〇〇のケアの対象者は，半年間で100症例であり，このうち，同意が得られる割合を50％とし，50症例とする．また，10例の脱落症例が発生することも考慮し，60症例とする．

WORK▼13

目標症例数と設定根拠，データ収集期間を記載してみましょう．

8 評価項目

ケアや治療等の有効性を示すための評価項目が必要な研究においては，評価項目を記載します．転倒予防に関する介入効果を検証する研究であれば，主要評価項目は転倒の発生率となり，介入により筋力が向上することが想定されるのであれば，副次評価項目は筋力となります（**WORK▼14**）．

ステップ 1
ステップ 2
ステップ 3
ステップ 4
ステップ 5
ステップ 6
ステップ 7

WORK▼14

　ケアなどの介入の有効性を評価する研究の場合には，主要評価項目，副次評価項目を記載しましょう．

9　統計手法

　研究目的，仮説や評価に応じた，適切な統計手法を記載します．検定を行う場合には，検定手法，有意水準（α）を記載します．区間推定を行う場合には，推定方法や信頼水準を記載します（**WORK▼15**）．

■ 例

　20XX 年○月〜 20XX 年○月までの調査期間中に，入院して転院・退院した患者の身体拘束実施の頻度および割合の集計を行う．身体拘束の実施の有無に対する 2 項分布の正確な両側 95％ 信頼区間を算出する．また，群間比較として，Fisher の直接確率計算法を用いる．有意水準は両側 5％ とする．

WORK▼15

　統計手法について記載してみましょう．

10　研究対象者からインフォームド・コンセントを受ける手続き

　研究参加に係る説明と，研究参加者から同意を得る手順を記載するようにします．「人を対象とする生命科学・医学系研究に関する倫理指針（文部科学省，厚生労働省，経済産業省）」や研究対象施設の規定などに則り，インフォームド・コンセントを受ける手続きなどを記載します．また，説明文書を用いて行う場合には説明文書（p.37，**表 2**）と同意書を添付します．なお，未成年者，代諾者，

代理人を通じて同意を得ることが発生する場合には，その取り扱いについても記載します（**WORK▼16**）.

　なお，オプトアウト^注を利用する場合には，オプトアウトで対応が可能である理由，そのための通知・公開の文書も添付します（**表9**）. たとえば，「本研究は，既存情報のみを用いて実施する研究であり，研究対象者から文書または口頭による同意を取得しないこと」や「対象施設に掲示し，またホームページにも掲載し，研究についての情報と連絡窓口を公表し，研究対象者の自由意思によって研究参加への拒否ができる機会を保障すること」を記載します.

表9　オプトアウトのための公開情報の項目例

①	研究課題名
②	研究責任者とその所属，他施設機関および他施設の研究責任者
③	研究目的
④	調査データの該当期間
⑤	研究の方法
⑥	試料・情報の他研究機関への提供および提供方法（行う場合）
⑦	個人情報の取り扱い
⑧	試料・情報の利用を拒否できる旨
⑨	問い合わせ先

WORK▼16

> 研究対象者からインフォームド・コンセントを受ける手続きについて記載してみましょう.

11　研究の変更，中止・中断，終了

　研究計画書の変更や改訂が生じた場合には，倫理審査委員会からの承認を得ることを記載します. また，対象者を研究から除外する中止基準や，研究を継続するかどうかの評価の時期と判定基準についても記載します.

　研究の中止，中断を決定した時には，理由とともに文書で倫理審査委員会に報告すること

とを記載します. また，研究終了時には，研究責任者はすみやかに研究終了報告書を倫理審査委員会に提出することを記載します.

12　研究対象者に生じる負担ならびに予測されるリスクや利益

　当該研究に参加することによって負担ならびに予測されるリスクがない場合には，ないことを記載します. ある場合には，どのような負担やリスクが想定されるのかを具体的に

注　オプトアウト：文書または口頭同意を得ることなしに，研究の情報を通知・公開し，対象者が申し出ることにより研究参加を拒否できる機会を保障すること.

記載します.

　同様に，本研究に参加することによる研究対象者への直接的な利益が生じないのであれば，ないことを記載し，生じるようであればその内容を記載します．もし，間接的な利益や将来的に考えうる利益があるのであれば，

その内容を記載します.

　なお，当該研究に参加したことにより，健康被害や有害事象の発生が想定される場合には，その対応や補償についても記載します（**WORK▼17**）.

WORK▼17

　　研究対象者に生じる負担ならびに予測されるリスクや利益について記載してみましょう.

13　個人情報の取り扱い，情報の保管および廃棄の方法

　「改正個人情報保護法」や適用される法令や条例などに則り，個人情報をどのように取り扱うかについて記載します．個人情報の匿名化を図る場合には，匿名化の方法について記載します．また，個人情報を保護するために，どのように情報を保管し，廃棄するのかといった方法についても記載します.

■例

　調査により得られた情報を取り扱う際は，特定の個人を識別できないように番号を付与して対応表を作成し，連結可能匿名化を図り，対象者の秘密保護に十分配慮する．対応表は，研究責任者が鍵のかかるキャビネットに保管する．自施設以外に，個人を識別することができる情報の持ち出しは行わない．また，研究結果の公表においては，対象者個人が特定

できる情報を含めないようにし，本研究の目的以外に，本研究で得られた情報を利用しない.

　データの保管期間は，研究が終了した日から5年を経過した日とし，保管期間終了後に，紙媒体に関してはシュレッダーで裁断し，電子媒体に関しては復元できない適切な方法で破棄する.

14　研究に関する資料等の利用と保存

　実験や観察をはじめとする研究では，実験ノートなどに，データ取得などの過程を記録に残します．実験ノートは，実験などの情報やデータ取得の条件などの情報を記載して改変ができない形式とし，後日，不正がないことを検証できるように作成する必要があります．また，当該論文の発表後10年間など，保管期間を記載するようにします.

ステップ1
ステップ2
ステップ3
ステップ4
ステップ5
ステップ6
ステップ7

15　研究結果の公表

研究者が，当該研究の結果をどのように公表するかを記載します．発表を予定している学会名や投稿を予定している雑誌名などを記載します．

16　研究資金や利益相反

研究の実施に際し，研究助成金や資金提供を受ける場合には，助成金の名称や資金源を記載します．また，利益相反委員会への申告が必要な場合には，申告を行う旨を記載し，利益相反の有無についても記載します．

17　研究対象者の費用負担，謝礼

研究に参加することによる研究対象者の費用負担や謝礼の発生の有無について記載します．

18　重篤な有害事象発生時の報告（侵襲を伴う研究の実施時）

介入研究で有害事象が発生する可能性がある場合には，「予測される有害事象」および「予測できない重篤な有害事象」の報告方法や対応（組織の役職に応じた対応を含む）について記載します．

19　研究組織

研究を行うための組織体制を以下の情報を含めて記載します（**表 10**）．複数名で研究を行う場合には，どのようなことを担うのか役割・責任を明確に示すようにしましょう．

20　連絡先（照会窓口）

研究に関する相談窓口を記載するようにします．

表10　記載すべき研究組織体制の情報

1	機関名
2	所属
3	氏名
4	職名
5	所在地・電話番号
6	役割・責任

アンケート研究を
してみよう

Step 3 ■■■

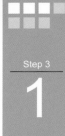

Step 3

1 アンケート研究とは

- アンケート研究のプロセスを理解できる.
- アンケート用紙の構成を理解できる.
- アンケート用紙の作成にかかわる用語を理解できる.

アンケートとは

　アンケートは, フランス語の "enquête" のことで,「調査票を用いる調査」を指します. 普段, アンケートとして渡される質問の書かれた用紙は, 実は「調査票」といい, フランス語も英語も "questionnaire" です. なお, 調査票とは, ブリタニカ国際大百科事典小項目事典 [1] によると,「調査対象についての知識を得るために利用される質問紙, 記入カード」のことです (**表1**).

　本章では用語の違いによる混乱を避けるために,「調査票」は「アンケート用紙」とします. アンケート用紙は**図1**に示すように, 表紙, 質問本体, 最終ページの3つで構成され, これらは「質問紙」とよばれることもありますが, 本章では「アンケート用紙」で統一します.

アンケートにかかわる 用語の定義

　アンケートにかかわる用語の定義は, 統一されていないものが多いです. たとえば, 質問項目, 質問文, 質問, 調査項目などの用語は, 本によって使い方が異なっていたり, 同

表1　調査票とは

・調査対象についての知識を得るために利用される質問紙, 記入カードのこと.
　観察者の観察力を拡大し, 相異なる観察者の観察を標準化し, 客観化することを助長するように構成されている.

・調査票の種類
　1. 客観的事実を記録するための調査票
　　a. 研究者の直接観察によるもの (工場調査票など)
　　b. 求める事実をもっている人々との面接によるもの (出生記録, 国勢調査票など)
　　c. 研究者の個人的面接なしに, 対象者によって記入される「質問紙」によるもの
　2. 態度あるいは意見を測定するための調査票
　3. 社会的組織および制度の状態や機能が, ある標準に対して, あるいは相互に比較, 測定できるように採点するための調査票

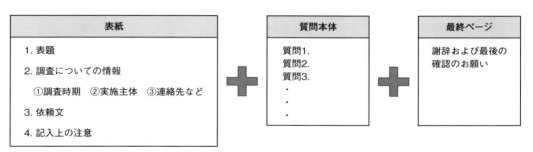

図1　アンケート用紙の構成

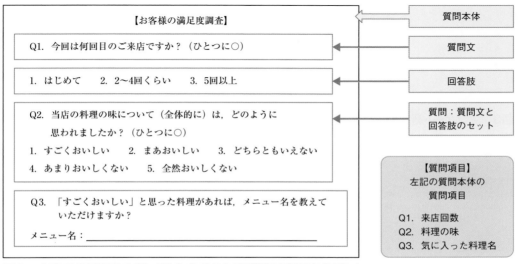

図2　本章での用語の定義（飲食店でのお客様満足度調査を例に）

じ本のなかでも，1つの用語が別の意味で使われていたりします．また，日常用語として使われているものもあります．本章では混乱を避けるために，**図2**のように定義をします．

　図2は，ある飲食店でのお客様満足度調査の質問本体の例です．Q1〜Q3のように，自店を利用した客の満足度を把握するために尋ねている文章が，"質問文"とよばれるものです．次に，「1.　はじめて　　2.　2〜4回くらい　　3.　5回以上」などの，質問文に対する答えは，回答肢，回答選択肢，選択的回答肢などと一般的によばれますが，本章では"回答肢"とよぶことにします．これらの質問文と回答肢のセットは，本によって質

問項目とよばれたり，「Q1. 来店回数」などのように，質問文の内容を単語で表現するものとして使われたりしており，さまざまです．本章では質問文と回答肢のセットを"質問"とよぶことにします．

アンケート研究のプロセス

　図3にアンケート研究の一般的なプロセスを示します．本章では，このプロセスのうち，アンケート用紙の作成，データベースの作成，分析に重点を置いて説明します．

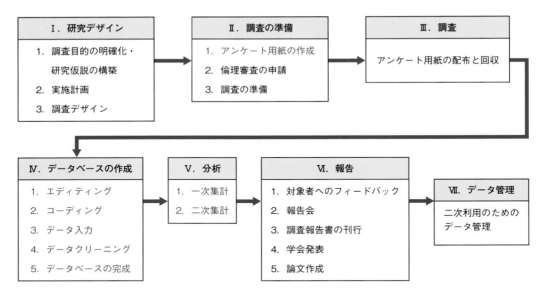

図3　アンケート研究のプロセス

青字は，本章でおもに取り上げる項目である．

引用文献
1）コトバンク，ブリタニカ国際大百科事典小項目事典．
　　https://kotobank.jp/word/ 調査票 -97839 より　2022 年
　　7 月 5 日検索．

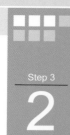

Step 3

2 アンケート用紙を作成しよう

ステップ 1
ステップ 2
ステップ 3
ステップ 4
ステップ 5
ステップ 6
ステップ 7

Step 3-2
学習目標

- 学術的なアンケート用紙を作成する場合，言葉や質問の順番など細かな点に気を使わねばならないことを理解する．
- アンケート用紙作成の手順を理解する．
- アンケート用紙作成の際の留意点を理解する：質問文，回答肢，質問配置の決め方など
- ワーディングの方法を理解できる．

アンケート用紙のつくり方を学ぶ理由

アンケート調査は手軽さもあり，飲食店での「お客様満足度調査」（p.97，**図2**）などのようにいたるところで実施されているので，アンケート用紙は簡単につくれるものだと勘違いされている向きもあります．

しかし，学術調査としてアンケート調査を行う場合，アンケート用紙を慎重につくることが求められます．なぜなら，アンケート用

WORK▼1

あなたが見かけたアンケートあるいは実施したアンケートを，1つ書き出してみましょう．

Q1　どういう内容の調査でしたか？

Q2　どこでその調査をしましたか？

Q3　その他：覚えていることを書いてください．

紙のあり方，質問文の内容，尋ね方，質問の順番が回収率に影響したり，調査結果を歪めたりする可能性があるからです．また，アンケート用紙作成の知識は調査結果を読み解くうえでも有用になります[1].

学術的なアンケート用紙の2つの特徴：構造化と標準化

学術的なアンケート用紙をつくるとは，どういうことでしょうか？　小松[2]は，身長や体重を算出するために身長計や体重計が必要なように，アンケート用紙は人々の意識や態度や行動などを測定する装置として，「構造化と標準化」という2つの特徴をもたねばならないと述べています．

構造化とは，質問文および回答肢の表現の一つひとつ，さらにはアンケート用紙における質問の順番までしっかりと決めておくことを指します．標準化とは，誰にでも同じことを同じように尋ねることができるようにすることを意味します．筆者は，標準化として調査マニュアルを作成しています．

さらに小松は，アンケート用紙で重要なのは，「言葉」であるとし，「言葉がいい加減であれば，出てくる数字もいい加減なものとなってしまう．（中略）それゆえ，アンケート調査で最も重要なのは，言葉をどれだけ意識して正確に伝えているかということだと肝に銘じておこう」[2]とも述べています．皆さんは，これまでアンケート用紙をつくる時に，「言葉」を意識してつくっていたでしょうか？

このように学術的なアンケート用紙を作成する場合，構造化と標準化を意識しなければなりません．

アンケート用紙をつくろう

アンケート用紙作成の手順を**図1**に示します．一般的に，
1. 研究仮説の構築
2. 質問項目候補の収集

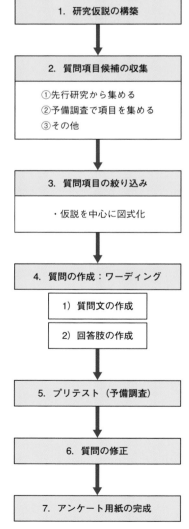

図1　アンケート用紙作成の手順

3. 質問項目の絞り込み
4. 質問の作成：ワーディング
5. プリテスト（予備調査）
6. 質問の修正
7. アンケート用紙の完成
の順で進みます．

　研究仮説は，調査によって検証する原因と結果を具体的に示すので，重要です．また，質問項目の収集は，仮説を検証できるものを集めなければなりません．これは，**図 1**「2. 質問項目候補の収集」の①〜③の方法で集めます．まずは，研究目的や研究仮説と類似あるいは関連すると思われる文献を探し，あるいは信頼性や妥当性の検証された心理・社会的尺度（以下，「心理尺度」）を集めましょう．たとえば，心理尺度として，短縮版Zarit介護負担尺度日本語版（J-ZBI_8）[3] などがあります．これらの先行研究に使われていた質問項目を利用することは，自分たちのデータを先行研究のデータと比較して議論をするこ

とができます．

　なお，信頼性や妥当性が検証された心理尺度を使用する場合の注意点には，①質問の項目数を変更しない，②質問の順番を変更しない，③質問文の表現を変えない，④回答肢を勝手に変更しない，などがあります．これらの変更を加えた場合，まったく異なった心理尺度となってしまい，再度，信頼性や妥当性を検証しなければならなくなります．安易に変更しないようにしましょう．

　また，既存の心理尺度を使用する場合，著作権が発生します．使用しようとしている心理尺度がJ-ZBI_8のように製品化されている場合は，購入しなければなりません．一方，製品化されていないものの場合は，事前に著者に使用許可を得る必要があったりします[4]．早めに確認するようにしましょう（**WORK ▼2**）．

　最終的に作成した質問項目のうち，調査に必要なものに絞り込みます．その際に，仮説

ステップ1
ステップ2
ステップ3
ステップ4
ステップ5
ステップ6
ステップ7

WORK▼2

　信頼性・妥当性が検討された既存の心理尺度を使用する場合，してはいけないことに×をつけましょう．また，×をつけた場合はその理由を記載しましょう．

1) 質問項目の表現を自分の地域の方言を使ったほうが，高齢者には理解されやすいので，意味は同じにしたまま方言を使って表現した．
2) 質問項目が8項目あったが，アンケート用紙の枚数制限のために4項目にした．
3) 既存の尺度で良いものをインターネット上で見つけたので，そのまま利用した．

解答　1)（　　）2)（　　）3)（　　）
×をつけた理由：

を中心にして要因間の関係を図式化したものを作成しておくと，整理がしやすくなります．

質問をつくろう

1　回答肢の形式（回答形式）を決めよう

　回答形式は，質問文に対する回答方法のことです．回答形式には，限定された回答肢のなかから回答する選択的回答法（クローズド・エンド）と自由に回答できる自由回答法（オープン・エンド）の2種類があります．**図2**に選択的回答法の種類を示し，そのなかからおもなものについて特徴と長所，短所を示します（**表1，2**）．

　では，p.97で例に挙げたお客様満足度調査を**図3**に示します．

　Q1の回答肢は，選択的回答法の単一回答法です．Q2は，選択的回答法の評定尺度法の評定法に該当します．Q3は，自由回答法です．選択的回答法のほうが自由回答法よりも調査対象者の反応を的確につかみやすいと

されていますが，質問をつくるのに手間暇がかかります．一方，自由回答法は，質問をつくるのは簡単ですが，**表3**に示すようなデメリットがあります．小松[5]は，むやみに自由回答法の質問を設定すべきではないが，すべての質問が終わった後に自由回答欄を設け，任意でコメントを記入してもらうという手はあるとしています．その理由は，調査自体への質問・疑問や苦情，不満などはもとより，回答者が調査テーマに関して自分の意見や提案を書いてくることもあるからだとしています．

　なお，回答形式を決める時は，データ分析のことを考えて決めましょう．後述するデータの種類の項で解説しますが，回答形式によって使用できる統計分析の手法が異なるためです（**WORK▼3**，p.105）．

　ところで，例（p.105）に示したフィルター質問やサブ・クエスチョンを使用する場合，該当しない人は回答をしないので，次にどの質問を回答すればよいのかをわかりやすく表示する必要があります．なお，フィルター質問やサブ・クエスチョンの定義は**WORK▼3**の解答例（p.214）に記載しています．

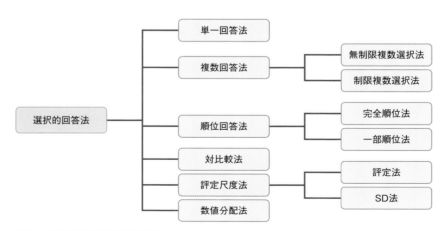

図2　選択的回答法の種類

表1　選択的回答法のおもな種類と特徴

回答形式	説明	例
単一回答法 Single Answer (SA)	1つの質問に対して複数の選択項目のなかから1つだけ選ぶ質問形式やその回答のこと	・1）はい　2）いいえ ・居住地の選択 ・日頃最も買い物をする店を1つ選ぶ　　　　　　　　　　　　　　など
複数回答法	1つの質問に対してあらかじめ複数個の選択肢を用意しておき，そのなかから調査対象者が，調査者側の指示に従って，適切な回答を選択する方法．名義尺度で使われる	
・無制限複数選択法 Multiple Answer (MA)	該当するものすべてを選ぶ	介護の相談をする人（すべて選択） 1）かかりつけ医 2）訪問看護師 3）ケアマネージャー 4）介護者の集い
・制限複数選択法	2つ，3つなどと個数制限をする	介護の相談をする人（2つ選択） 1）かかりつけ医　2）訪問看護師 3）ケアマネージャー 4）介護者の集い
評定尺度法 ・評定法	調査で最もよく用いられる方法である．質問項目に対して態度や意識を，5段階や7段階の，一次元的に定められた尺度のいずれかにあてはまるかを判断させる方法．基本的には順序尺度であるが，慣例として間隔尺度的な処理をしている．	1. そうである 2. かなりそうである 3. どちらともいえない 4. あまりそうでない 5. そうでない

表2　おもな選択的回答法の長所と短所

回答形式	長所	短所
単一回答法 Single Answer (SA)	・どれか1つに決めるので，比較的簡単に回答できる	・無理やり回答することになるので，社会的に望ましいとされる回答のほうが選ばれることがある ・質問の内容によっては，無回答の割合が多くなる
複数回答法	・無理な強制がないので，十分に選択肢が用意されていれば現実を反映しやすい	・選択肢が網羅されていない場合は，それ以外の回答が出てこない ・選択肢の数が多すぎると読んでもらえない ・回答者に負担がかかる ・分析がしにくい ・選択肢は10個程度が望ましい ・最も回答しやすい選択肢を最初に置くと，それ以降の選択肢を読まなくなるので，並べ方の工夫は重要である
評定尺度法 ・評定法	・選択肢の1つを選択すればよいので，調査対象者は回答しやすい	・調査対象者の年齢や理解力などが選択肢間の見分け方に影響するので，調査対象者によっては，あまり選択肢数が多くないほうが回答しやすい ・日本人の場合，どちらともいえないという中間選択肢に集中しやすいので，安易に使用しないほうがよい

ステップ1　ステップ2　ステップ3　ステップ4　ステップ5　ステップ6　ステップ7

```
【お客様の満足度調査】

Q1.　今回は何回目のご来店ですか？（ひとつに○）

1.　はじめて　　2. 2〜4回くらい　　3. 5回以上

Q2.　当店の料理の味について（全体的に）は，どのように
　　　思われましたか？（ひとつに○）
1.　すごくおいしい　　2.　まあおいしい　　3.　どちらともいえない
4.　あまりおいしくない　　5.　全然おいしくない

Q3.　「すごくおいしい」と思った料理があれば，メニュー名を教えて
　　　いただけますか？
メニュー名：＿＿＿＿＿＿＿＿＿＿＿＿＿＿＿＿＿＿＿＿＿
```

図3　お客様満足度調査

表3　自由回答法のメリット・デメリット

メリット	デメリット
・質問の作成は簡単である ・対象者の言葉で語れる ・対象者の視点からの回答カテゴリーを知りたい時に使える ・想定していなかったことを指摘してもらえる	・調査対象者に負担を強いる ・調査テーマから外れた回答も含まれてしまう可能性がある ・言葉としてのニュアンスが対象者によって異なるので，統計的な分析が難しい ・コード化が難しい ・調査対象者の言語能力に依存する

ステップ1
ステップ2
ステップ3
ステップ4
ステップ5
ステップ6
ステップ7

WORK▼3

下記の質問の回答肢は選択的回答法のどのような種類でしょうか？
図2（p.102）と**表1，2**（p.103）を参考にしながら，解答しましょう．

Q1.　健康のために意識して身体を動かす工夫をしていますか？（いくつでも可）
　　　1.　工夫していない　　2.　散歩・歩行　　3.　階段を使う　　4.　自転車に乗る
　　　5.　運動器具を使う

Q2.　過去1年間に何らかの形で健康診断を受けましたか？
　　　1.　はい　　　2.　いいえ

Q3.　上記の質問で「いいえ」と答えた方へ
　　　健康診断を受けなかった理由で，該当するものを2つ選んでください．
　　　1.　必要性を感じない　　2.　時間がない　　3.　家族や要介護者に気を遣う
　　　4.　経済的余裕がない

Q4.　自分の健康よりも，家族や要介護者の健康のほうが大切だと思いますか？
　　　1.　おおいに思う　　2.　多少思う　　3.　あまり思わない　　4.　まったく思わない

解答　Q1（　　　　　　　　　　　）
　　　Q2（　　　　　　　　　　　）
　　　Q3（　　　　　　　　　　　）
　　　Q4（　　　　　　　　　　　）

例　あなたの運動習慣についてお尋ねします．
問1　1回30分以上，週2回程度の運動をしていますか？
1）はい　→問2へお進みください．
2）いいえ→下の問1-2）へお進みください．

1）フィルター質問
2）サブ・クエスチョン

2　**ワーディングをしてみよう**

　質問文と回答肢のたたき台，いわゆる "質問" ができたら，次はワーディング（wording）を行います．ワーディングは，"質問" を適切な言い方に統一する作業のことです．小松は，「質問で使う言葉や聴き方に注意をしないと，調査対象者が勘違いしたり，調査企画者の意図と違って受け取られたりして，回答にゆがみが生じる」[6]と述べています．この

ようにワーディングは，回答者が研究者の意図したとおりに"質問"を理解し，間違いなく回答してもらうための重要な作業なのです．

a　ワーディングのポイント

1）曖昧な表現をしない

　意味が2通り以上にとれる曖昧な言葉を質問文に使わないようにしましょう．

> **例**　あなたは普段，健康番組をどの程度視聴していますか？

　健康番組といっても，治療に関すること，予防に関すること，診断に関すること，本格的な内容から，民間療法的な内容までさまざまです．どのような番組を回答者が想定するかによって回答が異なる可能性があります．生活習慣病予防の正しい知識を得ようとしているか否かを把握したいならば，具体的な番組名を，「たとえば，○○のような健康番組」のように尋ねるとよいでしょう．

2）専門用語などの難しい用語を使わない

　医療従事者にとっては日常的な言葉と思っていても，一般の人は実はよく知らないという用語はたくさんあります．たとえば，以下のような例です．

> **例**　あなたは，要介護者さんを亡くした家族介護者に対してグリーフケアを行うことは必要だと思いますか？

　この質問文は，グリーフケアの言葉の意味を知っているか否かにかかわらず，とりあえず「必要だと思う」に回答することができてしまうので，結果として，"グリーフケアを必要だと思う"が多数選択され，過大評価さ

れてしまう可能性があります．

　小松[7]は，"ユニバーサルデザイン"という言葉を使った質問文を使った実験を行い，ユニバーサルデザインの言葉の意味を過半数が知らなくても，70%近くが公共施設に必要であると回答したと報告しています．難しい専門用語を使う場合は，その用語の言い換えや，質問文の下に説明を書き加えるとよいでしょう．

> **修正**　あなたは，要介護者さんを亡くした家族介護者に対してグリーフケア※を行うことは必要だと思いますか？
>
> ※グリーフケア…家族や大切な人との死別による深い悲しみのなかにいる方に，寄り添い，支援し，悲しみから抜け出させるサポートのこと．

3）ダブルバーレルな質問をしない

　ダブルバーレルな質問とは，1つの質問文に2つ以上の論点を入れることです．

> **例**　あなたは，新型コロナウイルス感染症予防として，マスクをしたり，多人数での会食を控えたりすることについて，どう思いますか？

　この質問はマスクのことと，多人数での会食を控えることについて尋ねています．マスクに賛成していても，多人数での会食を控えることについては懐疑的な人もいるので，そのような人はどのように回答すればよいのか困ってしまいますから，下記のように2つの質問に分けましょう．

ステップ1
ステップ2
ステップ3
ステップ4
ステップ5
ステップ6
ステップ7

修正
①あなたは，新型コロナウイルス感染症
予防として，マスクをすることについ
て，どうに思いますか？
②あなたは，新型コロナウイルス感染症
予防として，多人数での会食を控える
ことについて，どう思いますか？

4）誘導的な質問をしない

　調査対象者に先入観を植えつけ，その見解
や態度に対象者を誘導する可能性がある質問
の方法です．ハロー効果，イエス・テンデン
シー，キャリーオーバー効果などがあります．

●ハロー効果

　ハロー効果とは，威光効果ともよばれます．
権威のある人や機関の見解などを示すこと
で，回答者に先入観を植えつけて，その見解
および態度に対象者を誘導することを指しま
す．下記の質問文の下線部分がハロー効果に
該当します．

例　厚生労働省は，新型コロナウイルス
感染症の感染予防には，マスク着用は
効果があると述べていますが，あなた
は，マスクの着用を国民に啓発するこ
とは必要であると思いますか？

　マスクの着用を必要ないであろうと考える
人も，厚生労働省という権威のある立場から
の見解を示されることで，必要だろうと回答
が誘導されてしまう可能性があります．下線
の部分を削除して以下のように提示するよう
にしましょう．

修正　あなたは，新型コロナウイルス感
染症の感染予防対策として，国民にマ
スク着用を啓発することは必要だと思
いますか？

●イエス・テンデンシー

　イエス・テンデンシーとは，黙従効果とも
いいます．人は「はい」か「いいえ」で答え
られる質問には，「はい」で答えやすいとい
う傾向のことです．これへの対策は，賛成と
反対の両方を質問文で尋ねるようにするとよ
いでしょう．

例　あなたは家族介護者を社会で支える
必要があると思いますか？

↓

修正　あなたは，家族介護者を社会で支
える必要があると思いますか？　必要
ないと思いますか？

●キャリーオーバー効果

　キャリーオーバー効果とは，アンケート用
紙における質問の並べ方に関することです．
後述の **b)** で解決します．

5）普段の行動についての質問なのか，特定
期間についての行動なのかを明確にする

　人々の行動を質問する際，普段行っている
行動を尋ねる場合と，ある一定期間の行動を
尋ねる場合とがあります．調査の目的に応じ
て，どちらの聞き方を使うべきか，あるいは
併用をするのか検討する必要があります
（**WORK▼4**）．

例　普段の行動：あなたは普段，夜間，よく眠れますか？
　　　特定期間の行動：この1か月間，あなたは夜間，よく眠れますか？

b　質問文の配置

　アンケートは，回答者の自発的な協力があって初めて成り立つものです．そのために

は，回答者が協力しやすいように，心理的な負担を小さくするアンケート用紙をつくることが求められます．質問文の表現だけでなく，"質問"を並べる順序によっても回答は変化します．

1）一般的な内容の質問から入る

　データ解析をする際に，調査対象者の性，年齢，職業，家族構成などの基本的な情報が

WORK▼4

　下記の質問文を読んで，ワーディングが必要な箇所に下線を引き，その理由を説明しましょう．さらに，どのように修正をしたらよいかを記載しましょう．

Q1　あなたは介護が始まったら，地域包括支援センターに相談に行きますか？
　①ワーディングの必要な箇所：

　②その理由：

　③修正：

Q2　あなたは，焼き芋を1週間で何本食べますか？
　①ワーディングの必要な箇所：

　②その理由：

　③修正：

必要です．これらの情報はフェイスシートとよばれます．これらは回答しやすい“一般的な質問”であるので，アンケート用紙の前半に置くことが多いです．

しかし，近年，プライバシー保護の高まりもあり，個人のプライバシーに関する年収，学歴などの質問に抵抗を感じる回答者が増えたため，フェイスシート項目は調査票の中に分散して配置したり，末尾にまとめたりすることが多くなってきました．性行動に関する質問など，センシティブな質問の配置にも注意が必要です[8]．

2）質問順効果に気をつける

先に配置された質問は，後に配置されたそれに対する「文脈」となることで，後者の回答に影響を与える可能性があります．質問の配置順序が回答に影響を及ぼすことを，「質問順効果」とよびます[7]．信頼性・妥当性の検討された心理尺度を使用する場合に質問の順番を変更しないということを前述（p.101）しましたが，これは質問順効果でその尺度の回答が変わってくるからです．

質問順効果のなかでよく知られているのが，キャリーオーバー効果です．これは，前に置かれた質問文の回答が，後ろに置かれた質問文への回答に影響を与えてしまうことを指します．つまり，キャリーオーバー効果は関連の強い質問を近くに配置することで発生します．キャリーオーバー効果の例を**表4**に示します．

質問はテーマごとにある程度まとめて配置する必要があります．これは，内容の関連が強い質問を近くに配置することで，回答者の思考の流れが中断しないためです．さらに，思考の流れがスムーズに進むことで，回答者が個々の質問の内容を的確に理解することの助けにもなります．

しかし，このように，キャリーオーバー効果を避けることと，関連性の高い質問を近くに配置するということを同時に達成することは難しいです．轟は，「研究者の意図しないキャリーオーバー効果が生じている可能性は常に排除できないし，あらゆるキャリーオーバー効果が望ましくない結果をもたらすわけでもない．類似した項目をまとめることで回答の質が向上するということ自体も，ある種のキャリーオーバー効果である．ケースバイケースで検討することが必要であろう」[9]と述べています．

表4　キャリーオーバー効果の例

「妊娠した女性は，結婚していてこれ以上子どもが欲しくない場合，合法的に中絶できるべきだと思いますか」
の質問文に対する賛成割合は，
「妊娠した女性は，赤ちゃんに深刻な障害がある可能性が高い場合，合法的に中絶できるべきだと思いますか」の後に聞いた場合には，顕著に低かった．

これは，“質問”の配置順序のために，一般的な“質問”が「障害がない場合」と理解されたと解釈されている．先行する“質問”によって後続する“質問”に対する特定の意味付けが生じやすくなった．

例は，アメリカで1970年代から1980年代にかけて実施された調査．
田渕六郎：第6章 調査票の作成. 入門社会調査法. 第3版. 轟亮ほか編, p.89, 法律文化社, 2017より引用

プリテストを実施しよう

　質問のワーディングが終了したら，表紙，質問本体，最終ページを準備してアンケート用紙をつくり（p.97，**図 1**），プリテストを実施します．プリテストとは，アンケート用紙や調査員の行動を適切なものにすることを目的として，本調査の前に実施する予備調査のことです．

　調査対象者とほぼ同様の対象に，実際にアンケート用紙に回答してもらいます．未記入の多い質問は回答しにくかったと考えられるので，修正したり，削除したりします．プリテストの対象人数は，項目分析を行う場合は，40 〜 50 名必要であり，質問チェックのためだけなら 20 名くらいが必要であるとされています．とはいうものの，これだけの人数を集めて予備調査を行うには，金銭的，調査対象者等確保の点で難しく，10 名程度で済ませることも多いです．

　プリテストの結果，理解しづらい，あるいは回答しづらい質問が出てくるので，それらを修正し，アンケート用紙の完成となります．

引用文献
1) 田淵六郎：第 6 章 調査票の作成－質問の作成からレイアウトまで．入門社会調査法．第 3 版．轟亮ほか編，p.79 〜 80，法律文化社，2017.
2) 小松洋：第 4 章 調査票を作ってみよう．新・社会調査へのアプローチ─論理と方法─．大谷信介ほか編，p.88 〜 90，ミネルヴァ書房，2013.
3) 荒井由美子，田宮菜奈子，矢野栄二：Zarit 介護負担尺度日本語版の短縮版（J-ZBI_8）の作成：その信頼性と妥当性に関する検討．日本老年医学会雑誌，40（5）：497-503, 2003.
4) 山崎勝之，内田香奈子：調査研究における質問紙の作成過程と適用上の諸問題．鳴門教育大学研究紀要（教育科学編）20：1 〜 10, 2005.
5) 前掲書2) p.126 〜 131.
6) 前掲書2) p.100.
7) 前掲書2) p.105.
8) 前掲書1) p.87 〜 88.
9) 轟亮，歸山亜紀：第 8 章 調査の実施．入門社会調査法．第 3 版．轟亮ほか編，p.122 〜 123，法律文化社，2017.

ステップ 1
ステップ 2
ステップ 3
ステップ 4
ステップ 5
ステップ 6
ステップ 7

3 アンケート調査の実際

Step 3

Step 3-3 学習目標

- 回収率，有効回答率の意味と求め方を理解できる.
- 回収したアンケート用紙からデータベースをつくるまでのプロセスを理解できる.
- エディティングやコーディングの方法を理解できる.
- データクリーニングの方法を理解できる.

アンケート用紙が完成したら，調査を実施してデータ収集を行います．アンケート研究は，アンケート用紙を使って調査をし，収集したデータを分析して，研究として事実や真理などを明らかにすることであり，仮説の検証を行い，学会発表や論文としてまとめるところまでをさします（**図1**）.

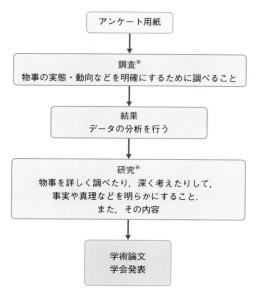

図1　アンケート研究とアンケート調査との関係
※：デジタル大辞泉の説明文を使って作図

調査方法の分類

調査方法は，**表1**に示すように「1. 調査の時間軸に着目した分類」「2. 調査記入者に着目した分類」「3. 配布・回収方法に着目した分類」などの分類方法があります.

回収したアンケート用紙の整理：データベースの作成

アンケートを回収した後は，コンピュータに結果を入力し，最終的に統計解析ができる状態（データベース）にするために，**表2**の手順で作業を進めます．筆者も大学院生時代に 5,000 名を対象とした調査のデータベースつくりを担当し，とても大変な思いをしました．データ分析はデータベースを使って解析をするので，そこが間違っていたら，すべての解析結果が間違ったものとなってしまいます．データベースづくりは，手間暇がかかり神経を使いますが，避けて通れない重要な作業として覚悟して取り組みましょう.

表1　調査方法の分類

1．調査の時間軸に着目した分類

①横断的調査	1回きりの調査
②縦断的調査	同一の調査対象者に一定の間隔や期間をおいて再度，同一のアンケート調査を実施する

2．調査記入者に着目した分類

①自記式調査	調査対象者自らがアンケート用紙に回答をする
②他記式調査	調査員が，調査対象者に質問をし，アンケート用紙に回答する

3．配布・回収方法に着目した分類

①面接調査	アンケート用紙をもとに調査員が面接をしながら，回答を記入する
②留置調査	調査員が調査対象者を戸別訪問し，調査票の記入依頼をし，一定期間後に再訪して，調査票を回収する
③郵送調査	調査依頼のあいさつ，アンケート用紙の配布，回収までを郵便を用いて行うデータ収集法
④集合調査	調査対象者に特定の場所に集まってもらって，その場でアンケート用紙を配布・回収するデータ収集法
⑤電話調査	調査員が電話で質問項目を読み上げて調査対象者に回答してもらい，それを調査員がアンケート用紙に記入していく方法
⑥インターネット調査	Webページやメールを介して調査依頼と実査を行うデータ収集法全般をさす

表2　回収したアンケートの整理

1	エディティング（editing） 1）記入漏れのチェック 　　①回答拒否の場合　②回答不能の場合　③記入漏れの場合 2）誤記入のチェック 3）有効回答票の確定と無効回答票の内訳チェック	コンピュータ入力に向けてのアンケート用紙の整理
2	データのコーディング	コンピュータ入力とデータベース作成の作業
3	コンピュータへの入力	
4	データクリーニング	
5	データベースの完成	

1　エディティングとは

エディティングとは，回収されたアンケート用紙を1枚ずつ点検し，1）記入漏れのチェック，2）誤記入のチェック，3）有効回答票のチェックをして，アンケート用紙に訂正を加えたりすることで，コンピュータにデータ入力しやすくしたりする作業をいいます．

表3にエディティングのポイントを紹介します．エディティングの作業は複数の人が担当し，何日もかかることが多いです．エディティングのルールが人によって異なったり，作業する日によって異なったりすることは避けなければなりません．事前に研究責任者とルールを決めて，作業ノートに書き出しておくようにしましょう．

ステップ 1

ステップ 2

ステップ 3

ステップ 4

ステップ 5

ステップ 6

ステップ 7

表3　エディティングのポイント

1	記入漏れの質問項目を検出する
2	記入の不完全な質問項目を検出する
3	回答の記入の誤りを検出する
4	読みにくい文字を書き直す
5	計算の誤りを検出し訂正する
6	回答の記入法を統一する
7	有効回答票に一連番号づけをする
8	追加・修正などは赤字で記入する

2　回収率と有効回答率を求めよう

　エディティングの作業をとおして，分析に使えるもの（有効回答票）と分析に使えないもの（無効回答票）とに分別して，回収率や有効回答率を求めます．回収率は，調査の成果の良し悪しを判断するために使われ，有効回答率は調査の質を表すとされています[1]．

　図2で示したように，回収した人数から，無効回答票を取り除いた人数が解析対象集団になります．回収率は一般的に，「回収枚数／配布枚数×100」で計算します．全員からアンケート用紙を回収して100％を目指したいのですが，現実的にはかなり難しいです．協力しない人がそれなりに出てきます．回収率が低いということは，協力しない人が多いことを意味し，「非参加者はなんらかの理由があるから参加しない」ので，結果として参加した人たちも偏ったものとなります．この偏り（バイアス）は参加率が低いほど結果に重大な影響を与えます[2]．とくに，郵送法によるアンケート調査の成否は，十分な回収率が得られるかどうかにかかっているともいわれるくらいです[3]．一般的に40％あれば大成功といわれています．

　また，アンケート用紙の配布枚数を把握し忘れてしまうということがままあります．配布と回収に関しては責任者を決めて，きちんと把握をすることが重要です（**WORK▼5**）．

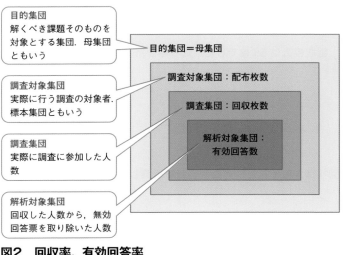

目的集団
解くべき課題そのものを対象とする集団．母集団ともいう

調査対象集団
実際に行う調査の対象者．標本集団ともいう

調査集団
実際に調査に参加した人数

解析対象集団
回収した人数から，無効回答票を取り除いた人数

目的集団＝母集団

調査対象集団：配布枚数

調査集団：回収枚数

解析対象集団：有効回答数

回収率＝
回収枚数/配布枚数×100

有効回答率＝
有効回答枚数/回収枚数×100

図2　回収率，有効回答率

WORK▼5

　下記の，「健康イベント来場者へのストレス調査」（以下，「ストレス調査」）を例に取り上げます．

「ストレス調査」
日時：2016 年 10 月 16 日
会場：なごやフィットネスフェスタ 2016
　　　　アザラシ型ロボット「パロ」触れ合い体験ブース
目的：①ストレス高値の人に対して，「パロ」（**写真**）の
　　　　15 分間の介入を実施し，ストレス量が変化する
　　　　かを調べる．
　　　　②自覚的ストレス，1 年間のストレス得点，
　　　　唾液アミラーゼ値との関係を検討する．
対象：ブース来場者で，調査の目的に対して賛同を
　　　　得られた人々
方法：①アンケート用紙を渡し，対象者が自分で記入．
　　　　その後，記入漏れなどを調査員が確認．
　　　　②唾液アミラーゼの測定

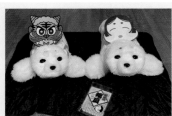
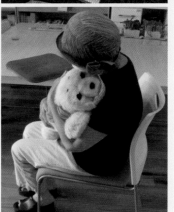

　本調査における回収率と有効回答率を計算しましょう．

Q1　配布枚数は 65 枚でした．回収枚数は 65 枚でした．回収率を計算しましょう．

Q2　回収枚数は 65 枚，無効回答は 3 枚でした．有効回答率を計算しましょう．

コーディング

　コーディングとは，アンケート用紙の回答を，コンピュータに入力できるように，すべて数値に置き換える作業のことをいいます．たとえば，「かなりある」を「1」，「すこしある」を「2」，「あまりない」を「3」，「まったくない」を「4」というように数値を割り当てます．また，回答肢にどのような数値を割り当てたのかがわかるように，コーディング表を作成します．

データ入力

　アンケート用紙へのエディティングとコーディング作業が終わったら，コンピュータに入力します．入力には，SPSS などの統計ソフト，Access などのデータベースソフト，Excel などの表計算ソフトなどを活用できます．Excel に入力されたデータは，ほかのソフトに取り込むことが容易なので，Excel が一般的に使われています．このため，Excel の使用を前提に説明します．

データクリーニング

　データクリーニングとは，コンピュータに入力したデータ（ローデータといいます）に単純な入力ミスや，回答に論理的な矛盾がないかをチェックし，誤入力を見つけ，訂正する作業です．この作業が終了してやっとデータベースが完成します．

　データクリーニングの最初の作業は，2 人で入力データとアンケート用紙あるいはコーディングシートを読み合わせする方法と，2 人が同じデータを入力して，それを照らし合わせたりするなどの方法（二重データ入力による検証[4]）の 2 つがあります．業者に依頼する場合，後者の方法で行われるようですが，一般的には前者の方法をとるところが多いようです．（※）

　次に，度数分布表を作成し，選択肢以外の数字が記されていないか確認します．たとえば，選択肢が 1 ～ 4 であるのに 5 や 6 が見つかった場合，誤入力といえます．そのほかに，論理的な矛盾による誤入力を確認します．たとえば年齢が 20 歳代であるのに，勤務年数が「30 年」と回答されているというような，論理的にあり得ない回答です．このような場合，誤入力なのか，アンケート回答者の誤記入なのか判断できないので，面倒でもアンケート用紙に戻って確認し，データベースと同時に必要時，アンケート用紙を赤字で訂正しましょう．

　それでもデータの入力ミスは 0 になりません．データ解析の際はミスがあるかもと考え，データに疑問を抱いたら，面倒でもアンケート用紙を確認するようにしましょう．

引用文献
1）轟亮，歸山亜紀：第 8 章 調査の実施．入門社会調査法．第 3 版．轟亮ほか編，p.122 ～ 123，法律文化社，2017．
2）中村好一：保健活動のための調査・研究ガイド．p.29 ～ 31，医学書院，2002．
3）Doniel W Byrne：国際誌にアクセプトされる医学論文―研究の質を高める POWER の原則．木原正博，木原雅子訳，p.26，メディカル・サイエンス・インターナショナル，2000．
4）前掲書 2）p.140．

※このようにダブルチェックしても，1 割程度は入力ミスがあると言われています．

ステップ 1 / ステップ 2 / ステップ 3 / ステップ 4 / ステップ 5 / ステップ 6 / ステップ 7

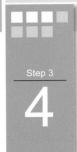

4 結果の分析

- 母集団と標本の違いを理解できる.
- データの種類により解析方法が異なることを理解できる.
- 正規分布と非正規分布の区別をつけることができ, 分布の形状により解析方法が異なることを理解できる.
- データ解析には一次集計と二次集計があり, それぞれの解析の意味を理解し, 解析方法を知る.
- データ解析には Excel の分析ツールや関数を活用できることを理解し, その方法を知る.

データ分析をする前に知っておこう

1 何のために統計処理をするの？

　アンケート研究において統計処理は重要な技術です. しかし, 何のために統計処理をするのでしょうか？

　アンケート研究などの量的研究は, データベースをつくるまでが研究の 8 割であるといわれています. また, データ収集には費用がかかります. それだけ苦労して得たデータですので, 普遍的な結果として多くの人に利用してもらう必要があります. 統計処理は, データに普遍性や一般化をもたせるために行うのです.

2 結果を一般化するということ

　結果の一般化を理解するには, 母集団と標本, 統計学的推定と統計学的検定という用語の理解が必要です. この母集団と標本の関係を理解できるか否かは, 統計処理の意味の理解にもつながるので重要です.

　筆者が教員をしていた頃, 大学院生が中間発表会で, データ解析の結果について「結果の一般化」がなされておらず, 単なる業務報告や業務改善になっていた例を何度も見聞きしました. ちょっと難しいと思いますが, 頑張りましょう.

3 母集団と標本の違いがわかる？

　調査には対象者全員に対して行う「全数調査（悉皆調査）」と, 母集団から一部の集団を抽出して（標本抽出とかサンプリングとよ

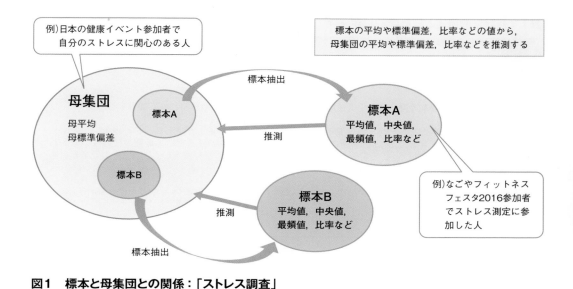

図1　標本と母集団との関係：「ストレス調査」
本調査については **WORK▼5** 参照.

WORK▼6

以下の調査は，全数調査と標本調査のどちらでしょうか？

1）国勢調査
2）日本にある看護系大学学生全員に実施する意識調査
3）A看護系大学学生の意識調査
4）「ストレス調査」（**WORK▼5**）

解答 1）（　　　　　）　2）（　　　　　）
　　　 3）（　　　　　）　4）（　　　　　）

ばれます）全体を推定しようとする「標本調査」に大別されます．標本調査は，母集団が大きすぎてできない場合などに行います．全数調査は非常にお金や人手が必要なので，筆者は標本調査しか実施したことがありません．

図1は母集団と標本の関係を示しています．「ストレス調査」（p.114，**WORK▼5**）の

対象となった集団は標本であり，母集団は，日本の健康イベント参加者で自分のストレスに関心のある人と考えました．

4 統計学的推定と統計学的検定ってなに？

母集団と標本の関係は理解できたでしょうか？　くり返しになりますが，アンケート研

表1　統計学的推定と統計学的検定

	定義
統計学的推定	標本から求められた平均などの情報を利用して，母集団ではどれくらいの値になるのかを推測すること
点推定	標本で得られた平均値などの値をそのまま母集団の数値として推定すること
区間推定	平均値などをある区間でもって推定すること．95%が使われることが多い．標本データをもとに，「母集団の実態（真の姿）は95%の確率でこの範囲内に存在している」，すなわち「この範囲外の値であることはほとんどあり得ない」というものである．あっても5%以下である．
統計学的検定	観察された標本データから，母集団で観察項目に違いがあるかどうかを検討するもの

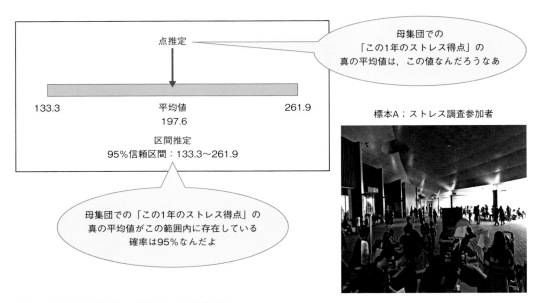

図2　統計学的推定：点推定と区間推定

究の多くが標本調査なので，その結果を一般化して社会に役立つものとするために，標本データを使って母集団の状況を推測しなければなりません．母集団の状況を数値で客観的に表現するために統計処理が行われるのです．その統計処理の方法として，**表1**に示すように統計学的推定と統計学的検定があります．

a　統計学的推定って？

　統計学的推定は，標本から求められた平均などの情報を利用して，母集団ではどれくらいの値になるのかを推測することであり，点推定と区間推定があります．

　まず，点推定について説明します．そこで，「ストレス調査」参加者65名の中から20名の「この1年間のストレス得点」のデータを使って算出した結果を用います（**図2**）．平

均値は 197.6 点，標準偏差は 146.7 点でした．この平均値と標準偏差の値は標本のデータですが，母集団の真の平均値と標準偏差は，この標本データの値であろうと統計学的に推測することを，点推定といいます．平均値などのように 1 つの値をさすので「点推定」とよばれます．

次に区間推定です．母集団の平均値を区間で推定するもので，95 % 信頼区間がよく使われます．「ストレス調査」のデータをもとに計算した母集団の平均値の 95 % 信頼区間は 133.3 ～ 261.9 でした（**図 2**）．これは，95 % の確率で母集団の真の平均値がこの範囲にあるということになります．つまり，133.3 より低い値や，261.9 より高い値はほとんどあり得ないと考えてもらえばよいでしょう．

b 統計学的検定って？

たとえば，「ストレス調査」（p.114，**WORK ▼5**）のデータを使って，男性と女性の「この 1 年間のストレス得点」の平均値を求めたとします．男女の平均値の差が，偶然による差なのか，統計学的に意味のある差なのかを検討するのが統計学的検定です．

データの種類と性質を知ろう

質問文に対して回答した結果はコンピュータに入力され，データとして分析されます．データには，定性的データと定量的データの 2 種類があります（**図 3**）．データがもっている情報量の基準で分類したものを尺度水準による分類とよびます．定性的データは，定量的データに比べて情報量が少なく，低い尺度水準です．情報量が少ないということは，統計処理をする際に使えるものに制限がかかることをさします．

なお，これらの 4 つの尺度の区別がつくようになるには時間がかかるので，とりあえず，定性的データと定量的データの区別をつけられるようになるとよいでしょう．

1 定性的データとは

定性的データとは，性別や居住地などの物

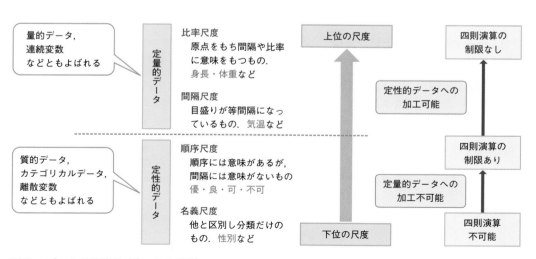

図3　データの種類とデータの性質

事の特性を表す尺度のことで，名義尺度と順序尺度があります．

　名義尺度は，データの間に大小関係がない尺度のことです．性や居住地などの，識別するだけの意味しかもたないデータです．したがって，これらは四則演算の計算をすることができません．コンピュータに入力する場合，男性＝1，女性＝2として入力するので，コンピュータは命令を出せば計算をしてくれます．では，「ストレス調査」20名のデータで考えてみましょう．この調査では男性は5名，女性は15名で，性の平均値は1.75と算出されました．しかし，この1.75には意味がないことはわかりますね．

　順序尺度とは，数値に順序や大小の意味はありますが，その数値の間隔が一定でないものをさします．たとえば，合唱コンクールなどの1位，2位，3位などです．これらは順序関係をもちますが，それぞれの間隔が一定でないので，四則演算の計算をすることができません．たとえば，1位＋2位＝3位という関係にはならないということです．

2　定量的データとは

　定量的データは数量概念を使用するもので，間隔尺度，比率尺度があります．間隔尺度は，尺度の間隔が一定（等価）なので，足し算や引き算をすることはできます．気温や西暦，偏差値などが該当します．たとえば，気温が20℃から1℃上昇すると21℃になるとはいえますが，10℃から20℃に上昇しても，2倍になったとはいえないです．西暦も2021年の2年後は2023年となりますが，西暦1000年と西暦2000年では，西暦が2倍になったとはいいませんよね．このように，間隔尺度は比を計算できません．

　ところで，この間隔尺度と比率尺度の区別は非常にしづらいです．見分け方のコツは，「0の値に意味があるかどうか」を考えることです．温度や西暦は「0」の場合，その温度や西暦がないわけではありません．一方で，身長や体重が「0」である時は，本当にないのです．

　また，厳密にいうと間隔尺度ですが，慣例として順序尺度として扱う場合があります．

表2　データの尺度水準と統計処理

尺度水準	統計処理の方法 一次集計	統計処理の方法 二次集計	使用できない統計処理
名義尺度	・%による頻度	・クロス集計 　関連係数 　カイ二乗検定（χ^2検定）	・左記以外の統計処理
順序尺度	・%による頻度 ・中央値 ・四分位偏差・範囲	・順位相関係数 ・クロス集計 　関連係数 　χ^2検定	・平均値 ・標準偏差 ・その他の統計処理
間隔尺度	・平均 ・標準偏差	・相関係数 ・t検定 ・分散分析などほとんど可能	・比例 例）「20℃は10℃の2倍」ということはできない
比率尺度	・すべての統計処理が可能　例）血圧の値，テストの点数		

たとえば,「自覚的ストレス」の回答肢を以下の5段階評定法とします.

1. ない　2. あまりない
3. ほとんどない　4. ややあり
5. かなりあり

この1〜5の間の間隔は,厳密にいうと等しくないので順序尺度であり,平均値などの四則演算を使うことはできないとされています.しかし,心理尺度として用いる場合には,間隔尺度として用いることが慣例として用いられていて,四則演算をすることができます.

3 データの尺度水準と統計処理

尺度水準により統計処理の方法が異なります(**表2**).尺度水準が低いほど統計処理に使えるものが少なくなります.この知識があれば,データ分析を始める時に,まずは何をすればよいのかがわかるので,しっかりと覚えましょう.

a 名義尺度と順序尺度の統計処理

名義尺度や順序尺度の記述は,頻度や%が使われます.たとえば,「ストレス調査」の20名では,男性5名(25%),女性15名(75%)と記述することができます.

b 間隔尺度と比率尺度

間隔尺度は,ほとんどの計算をすることができますが,前述したように「比」は計算できません.一方,比率尺度はすべての統計処理が可能です.

変数という考え方を覚えよう

変数(variable)という用語をご存じですか? データ分析は変数間の関係を明らかにすることが目的となります.ぜひ覚えてほしい考え方です.

「世界大百科事典 第2版」によると,「数学のある一つの問題の研究中において変化しうる量を表す文字を変数といい,変化しない

WORK▼7

日本における新型コロナウイルス感染症の重症化(ICUへの入室や人工呼吸器装着,死亡)には,男性,年齢上昇,糖尿病,脂質異常症,高尿酸血症,慢性肺疾患が関係することを,国立感染症研究所の感染症疫学センター鈴木基氏が報告しています[8].

この場合,従属変数は下記の1〜7のうちどれでしょうか? 該当する番号を書きましょう.

1. 新型コロナ感染症の重症者　　2. 男性　　3. 年齢　　4. 糖尿病
5. 脂質異常症　　6. 高尿酸血症　　7. 慢性肺疾患

解答 (　　　　　　)

量を表す文字を定数という．歴史的にみると，関数とは，たとえば $y = ax^2 + bx + c$, $y = e^x$, $y = \sin x$ のような式で表されるものとされていたので，これらの例では x，y は変数であり，x の変化に従って y が変化すると考えるとき，x を独立変数といい，y を従属変数という」[1] と書かれています．何やら難しくなってきましたが，この「独立変数」と「従属変数」という考え方は，二次集計の際に重要となります．変数間の関係を明らかにするということは，結果を示す従属変数を何にするか，原因を示す独立変数を何にするのかを決めることから始まります．とくに従属変数を何にするかは，実は研究デザインの段階から考えておかねばならない事柄です．なお，従属変数を目的変数，独立変数を説明変数ともよびます．

　たとえば，筆者らが実施した家族介護者を対象とした生活習慣病に関する研究では，介護が生活習慣病のリスク要因になるのではないかと考え，高血圧や糖尿病などの生活習慣病を従属変数にして，介護の有無を独立変数

にして検討しました[2].

　そのほかに交絡因子というものも加えて検討しましたが，これは初学者には難しい考え方なので説明は省かせていただきます．

データ分析をしよう

1 分布の形状を確認する意味は？

　データ分析は，**図4** に示したように一次集計と二次集計の順で進めます．データ分析において正規分布（**図5**）か，非正規分布（**図6**）なのかを把握することは，解析の土台となる重要なものです．分布の状態によって，使用できる統計解析の方法が異なるため，その分布に合った統計処理をすることで，そのデータは価値のあるものとなります．

　分布の状態を把握する方法には，度数分布表やグラフで確認する方法と，分布のゆがみの指標である歪度と尖度があります．

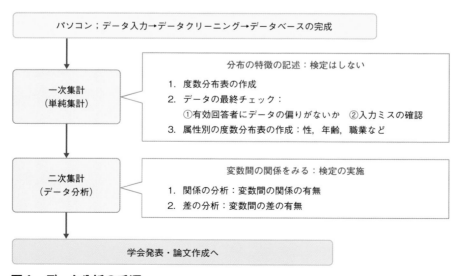

図4　データ分析の手順

ステップ 1

ステップ 2

ステップ 3

ステップ 4

ステップ 5

ステップ 6

ステップ 7

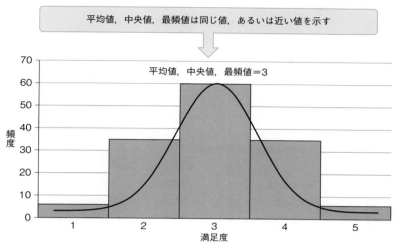

図5　正規分布：生理学講義の満足度調査

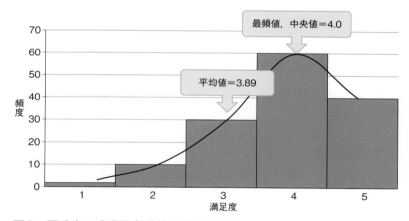

図6　歪分布：看護研究講義の満足度調査

2　度数分布による分布の形状の確認

　度数分布表とは，データを階級別にいくつかの群に分け，その群に何人いるかを表として示すものです．**図7**をご覧ください．これらは「ストレス調査」の20名のデータ（**A**）と，性別および年齢階級別の度数分布表です．性別の度数分布表（**B**）では，女性は男性の3倍であったことがわかります．また，年齢階級別の表（**C**）からは，30歳以上の年齢階級はで4〜5名とほぼ同数であったのに対して，30歳未満は1名と極端に少ない分布であったことがわかりました．

　このように度数分布表は，どの階級に人数が多いか，少ないかなどデータの"散らばり"を知ることができます．

(A) データベース

ID	性別		年齢
	1＝男性，2＝女性		
1	1		58
2	2		26
3	1		68
4	2		40
5	2		48
6	2		73
7	2		59
8	2		38
9	2		32
10	1		40
11	1		36
12	2		34
13	2		42
14	2		68
15	2		48
16	2		60
17	2		65
18	2		50
19	2		55
20	1		56

(B) 性別の度数分布表

階級	度数	相対度数	累積相対度数
男性	5	25.0%	25.0%
女性	15	75.0%	100.0%
	20	100.0%	

(C) 年齢階級別の度数分布表

階級	度数	相対度数	累積相対度数
30 歳未満	1	5.0%	5.0%
30-40	4	20.0%	25.0%
40-50	5	25.0%	50.0%
50-60	5	25.0%	75.0%
60 歳以上	5	25.0%	100.0%
合計	20	100.0%	

図7　データベースと度数分布表

表 (A) は，「ストレス調査」に参加した 65 名中 20 名のデータである．このデータを使って，性と年齢の度数分布表 (B) (C) を作成した．

3　グラフによる分布の形状の確認

度数分布表で数値を読み取ることが苦手な人は，グラフで視覚的に理解するとわかりやすいです．グラフには，ヒストグラム，棒グラフが使われます．どちらも Excel を使って簡単につくることができます．

a　ヒストグラムと棒グラフの違いって？

図8 は，「ストレス調査」の年齢階級の度数分布表からつくったヒストグラムと棒グラフです．棒グラフは棒と棒の間隔が離れていますが，ヒストグラムは離れていません．それだけでなく，ここでは詳しく述べませんが，両者は作成において考え方がまったくの別物です．

しかし，度数分布表の階級ごとの頻度をグラフにし，グラフの形状から正規分布か非正規分布なのかを視覚的に把握するために使用するだけなら，棒グラフでも十分です．後ほど，Excel の分析ツールを使って度数分布表とグラフのつくり方を紹介します．なお，分析ツールで自動的に算出されるグラフは「ヒストグラム」と明示されますが，実は棒グラフです．

4　正規分布の確認：歪度と尖度

歪度と尖度は，正規分布と比べてゆがみがどの程度あるのかを数値で示す指標です．尖度は分布の形状の高さを示します．歪度は分布のゆがみの度合いを示します．歪度＝0 は正規分布，歪度（＋）の場合は分布が左側に，

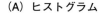

（A）ヒストグラム

①棒の間に間隔はない
②各棒は独立ではなく，全体の内訳であり，構成要素である

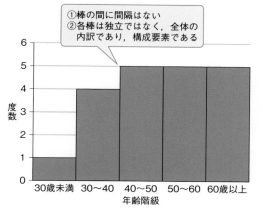

（B）棒グラフ

①棒の間が離れている
②各棒は独立している
③棒と棒の比較をする

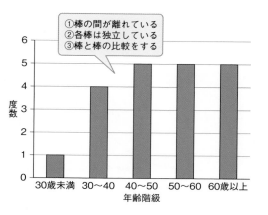

図8　ヒストグラム・棒グラフ
ストレス調査参加者の年齢階級別分布.

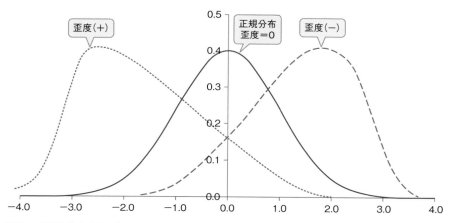

図9　正規分布と歪度

歪度（−）の場合は分布が右側に偏っていることを表します（**図9**）．尖度 = 0 で正規分布と同じ，尖度（−）は尖りが小さく扁平で，尖度（+）は大きく尖っていることを意味します（**図10**）．前述した**図6**（p.123）の分布曲線の場合，尖度 = 0.129，歪度 = − 0.689 でした．尖度は 0 より大きいので正規分布よりわずかに尖っていることを示します．歪度

は負の値ですので，右側の分布であることがわかります.

　ところで，書物によって正規分布の尖度を 0 とする定義と，3 とする定義があることがあるのでご注意ください[4]．一般には 0 とすることが多いので，本項でも 0 として扱います.

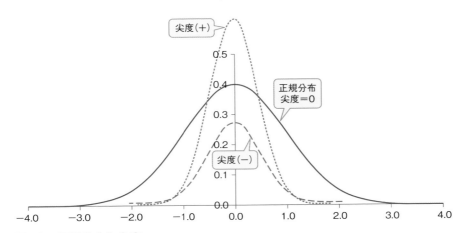

図10　正規分布と尖度

WORK▼8

Q1　図の(A)と(B)で，どちらが正規分布で，非正規分布でしょうか？

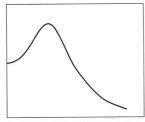
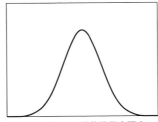

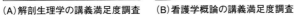

(A)解剖生理学の講義満足度調査　　(B)看護学概論の講義満足度調査

Q2　あるデータの尖度と歪度を調べました．正規分布か非正規分布かをお答えください．
　　また，非正規分布の場合は，その分布の形状も説明してください．

1) 尖度＝2.489　歪度＝1.10

2) 尖度＝0　歪度＝0

3) 尖度＝0　歪度＝－2

解答　Q1　(A)（　　　　　　　　）　　(B)（　　　　　　　　　）

　　　Q2　1)（　　　　　　　）

　　　　　2)（　　　　　　　）

　　　　　3)（　　　　　　　）

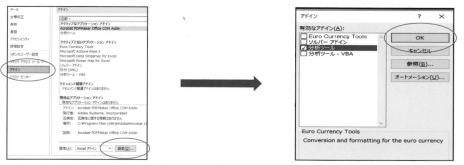

1.「ファイル」→「その他」→「オプション」→「アドイン」
2.「設定」をクリックする

3.「分析ツール」にチェックをし，
「OK」をクリックする

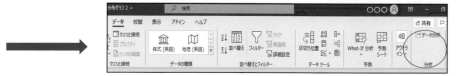

4.「データ」のところに「データ分析」が表示される

図11　分析ツールの表示のさせ方

(A)

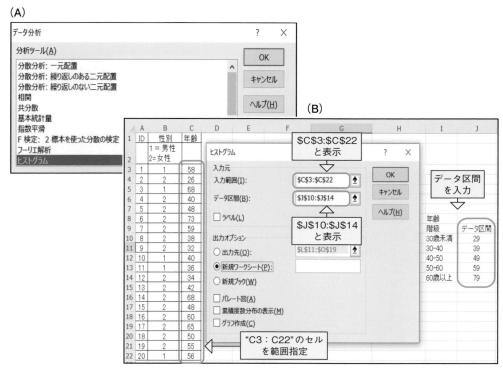

図12　分布ツールを使った度数分布表のつくり方

(A) 手順 2-1) 分析ツールからヒストグラムを選択する，(B) 手順 2-2) ヒストグラムのボックス

ステップ1　ステップ2　ステップ3　ステップ4　ステップ5　ステップ6　ステップ7

5　分析ツールを使って分布を確認しよう

度数分布表の作成や尖度や歪度の算出は，Excel の分析ツールや Excel 関数を用いて実施できます．

a　分析ツールを使えるようにしよう

Excel の分析ツールは，自分で設定しなければ Excel の画面に表示されません．**図11** を参照して設定をしましょう．

b　分析ツールで度数分布表と ヒストグラムを作ろう

下記の手順に従って，「ストレス調査」のデータ（p.124，**図7A**）をもとに年齢の度数分布表を，分析ツールを使ってつくってみましょう．

手順 1：階級を決める

年齢は，30 歳未満，30 〜 40 歳未満，40 〜 50 歳未満，50 〜 60 歳未満，60 歳以上の 5 階級とします．しかし，この階級は文字情報なので，数値情報に変えなければ分析ツールに取り込むことができません．分析ツールではこの数値情報を「データ区間」と表現します．このデータ区間の値は，階級の境界値すなわち最大値になります．下記に各階級のデータ区間を示します．Excel にこのデータ区間の値を入力しましょう（**図12B**）．

> 30 歳未満：29，30-40 歳：39，
> 40-50 歳：49，50-60 歳：59，
> 60 歳以上：79

手順 2：分析ツールを立ち上げて， 度数分布表を作成する

1）「データ」→「データ分析」をクリックすると，**図 12**（**A**）のボックスが出てきます．

2）「ヒストグラム」をクリックし「OK」をクリックすると，（**B**）のボックスが出てきます．

①入力範囲のボックスに年齢のデータ（**図 7A**）のセルの範囲である "C3:C22" を範囲指定してください．ボックスでは絶対参照のセルとして「$C$3:$C$22」と表示されます．

②データ区間のボックスに，データ区間のセル範囲である "J10:J14" を入力してください．ボックスでは絶対参照のセルとして「$J$10:$J$14」と表示されます．

③度数分布表とヒストグラムの出力先をチェックしてください．今回は，新規ワークシートをチェックしましょう．

④累積度数分布の表示とグラフ表示をチェックしてください．累積度数分布とは，その階級までの度数の和のことです．30-40 歳の階級場合，30 歳未満が 1 名で 30-40 歳は 4 名なので，累積度数は 5 名となります．このボックスでは累積度数分布となっていますが，実際に出力されるのは累積度数が全体に占める割合（％）を示す累積相対度数です．

⑤「OK」をクリックしてください．

⑥Excel の作業シートの隣のシートに，**図 13** のように結果が出力されます．

⑦出力された度数分布表を**図 7**（**B**）と（**C**）（p.124）のように論文に掲載する形式に修正します．

⑧前述したように，出力されたグラフはヒストグラムと表示されていますが，棒と棒の

4 結果の分析 　129

ステップ 1
ステップ 2
ステップ 3
ステップ 4
ステップ 5
ステップ 6
ステップ 7

(A) 度数分布表

データ区間	頻度	累積 %
29	1	5.0%
39	4	25.0%
49	5	50.0%
59	5	75.0%
79	5	100.0%
次の級	0	100.0%

(B) ヒストグラム

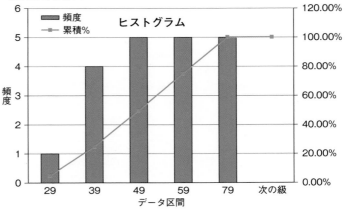

図13　分析ツールで出力された度数分布表とヒストグラム

間が離れているので，実は棒グラフです．

一次集計をしよう

一次集計は単純集計ともいい，データの分布の確認をしたり，全体のおよその傾向を把握したりします．

1 代表値と散布度ってなに？

データの分布が正規分布か非正規分布かの確認ができたら，次は，そのデータの分布の特徴を，代表値，散布度の指標を使って示します．ではなぜ，代表値や散布度を求めるのでしょうか？

たとえば，子どもから高齢者までの幅広い年齢から構成される，男性 12 名，女性 8 名の合計 20 名の集まりがあるとします．この集団を言葉で表現すると，「10 歳未満，10 代，20 代，65 歳以上のさまざまな年代の集団」といえるでしょう．筆者は修士号を多元数理学というところで取得しました．そこで，「数学は圧縮した言語である」ということを学びました．つまり，「10 歳未満，10 代，20 代，65 歳以上のさまざまな年代の集団」という言葉を 1 つの数値で表すために，代表値としての平均値や，散布度としての標準偏差があるのです．

代表値とは，データの値全体を代表する値で，最頻値，中央値，平均値などがあります．データの代表値を求めたら，データのばらつきの状態の指標である散布度を調べます．散布度は，範囲，四分位範囲，四分位偏差，分散，標準偏差などがあります．代表値と散布度の各指標の定義は**表 3** をご覧ください（**WORK▼9**）．

表3　代表値と散布度の指標

	指標	記号	定義
代表値	最頻値（mode）	Mo	データの中で最も頻繁に出現する値
	中央値（median）	Mdn	データを小さい順に並べた時，ちょうど真ん中（中央）に位置する値
	最大値（maximum）	Max	データの最大の値
	平均値（mean）	Me or χ	データの総和（合計）をデータの個数で割った値
散布度	範囲（range）	R	最大値－最小値
	四分位範囲（quartile range）	QR	第3四分位－第1四分位. 中央50%のデータの散らばりの度合いを表すので，異常値の影響を受けにくい.
	四分位偏差（quartile deviation）	$\dfrac{QR}{2}$	四分位範囲の2分の1の値.
	分散（variance）	σ^2 or s^2	平均からのばらつきの大きさを示す．各データから平均を引き，その二乗和を$n-1$で割った値．分散の正の平方根が標準偏差である.
	標準偏差（standard deviation）	σ or sd	データのばらつきを示す基本的な数値．データが平均値からどのくらい離れているかの度合いを表す数値である.

WORK▼9

以下の1)〜4)は，代表値のどれに該当しますか？　**表3**を参照しながら解答しましょう.

1) データを小さい順に並べて，ちょうど中央に出てくる値

2) データの中で最も大きい数値

3) 全部のデータを足し合わせて，データの数で割った値

4) データの中で最も頻度の多い数値

解答	1) （　　　　　）	2) （　　　　　）
	3) （　　　　　）	4) （　　　　　）

2　分布に合った代表値および散布度を選ぼう

　正規分布は**図5**（p.123）に示したように，左右対称で真ん中が一番高い，富士山のような美しい形をしています．正規分布の場合，平均値，最頻値，中央値は同じか，非常に近い値となります．このため，代表値にこれらのどの値を使っても同じなので，平均値が用いられるのです．なお，正規分布の散布度には，平均値からの距離を表す標準偏差を使い，平均±標準偏差で表されます.

　一方，**図6**（p.123）のように右に偏った非正規分布の場合，平均値，最頻値，中央値は異なった値を示します．平均値は極端な値の影響を強く受けるので，代表値には中央値を，散布度には四分位範囲や四分位範囲の1/2の値である四分位偏差が用いられます.

　このように分布の形状で使う代表値や散布度が異なるので，分布の確認は重要となります.

ステップ1
ステップ2
ステップ3
ステップ4
ステップ5
ステップ6
ステップ7

WORK▼10

　日本人の年収は正規分布をしていません．国税庁によって発表された 2020 年の日本の平均年収は 433 万円 [10]，日本の全給与所得者 1 人あたりの年収中央値は 273 万〜360 万円 [11] でした．

　この場合，代表値として平均値と中央値のどちらを使うとよいでしょうか？

解答　（　　　　　　）

3　平均値と標準偏差を理解しよう

　平均値は義務教育で学びますが，標準偏差は高校で学んだ人もいれば，学んでない人もいるようですね．

　標準偏差とは，データが平均値の周りに散らばっている様子，つまり，平均値からどのくらい離れているかの度合いを表す数値です．標準偏差が大きければ分布の広がりは大きく，小さければ平均値の周りにデータが集まっていることを示します．

　表 4 は，A グループと B グループ各 10 名の生理学の試験結果です．両グループの平均点は 52.4 点でした．両グループの平均点が同じと聞くと，両グループの実力は同程度のように思いませんか？　筆者が医療統計を教えていた大学の学生たちもそのように答える人が多かったです．しかし，実際の点数を見ると，A グループ 10 名の点数は，50 〜 55 点の間で，平均値 52.4 点の周辺にデータが集まっていました．一方，B グループは 23 〜 100 点と平均値からの距離が離れています．では，標準偏差としてはどのような数値になっているでしょうか？ A グループの平均 ± 標準偏差は 52.4 ± 1.71 点，B グループは 52.4 ± 29.2 点で，A グループは平均点からの距離が小さく，B グループは距離が大きいことが標準偏差としても示されました．

　では，平均 ± 標準偏差の関係を**図 14** に示します．たとえば B グループの場合，平均値から 1 標準偏差は 23.2 〜 81.6 点であり，この範囲内に全体の 68.3％ が含まれます．次に，**表 4** の B グループのデータを見てください．23.2 〜 81.6 点の範囲にいる人は何人いて，全体の何％ に該当するかを調べてみま

表4　平均値とばらつきの関係
各グループ10名の生理学の試験結果（点）

	A	B
	52	23
	53	90
	54	33
	50	38
	51	90
	52	37
	53	28
	54	50
	55	100
	50	35
平均	52.4	52.4
標準偏差	1.71	29.2

平均±標準偏差
　Aグループ：52.4±1.71点
　Bグループ：52.4±29.2点

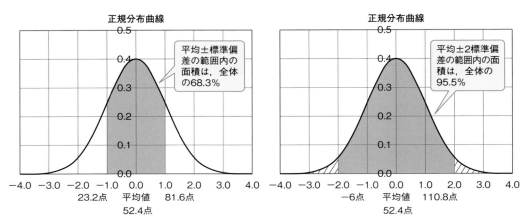

図14　平均と標準偏差との関係

しょう．7名で70％ですね．平均±標準偏差の範囲内には全体の68.3％，つまり約70％が含まれるということが，このデータからも明らかとなりました．

4　中央値と四分位数を理解しよう

前述したように，非正規分布の代表値は中央値が，散布度には四分位範囲と四分位偏差が使われます．中央値とは，データを小さい順に並べた時，ちょうど真ん中（中央）に位置する値です．たとえば，"43，50，66，80，85"の5つのテストの点数があったとします．このデータの中央値は，データを小さい順に並べた真ん中（3番目）の値である66点になります．なお，"43，50，66，80，85，90"の6つの点の場合の中央値は，小さい順に並べた3番目の66点と4番目の80点の平均値73点となります．

四分位数とはデータを四等分する点であり，小さいほうから第1四分位（25パーセンタイル値），第2四分位（中央値，50パーセンタイル値），第3四分位（75パーセンタイル値）とよびます．四分位数は箱ひげ図

（p.136，**図17**）をつくれば，Excelのグラフ機能で簡単に求めることができます．

5　基本統計量を分析ツールで算出しよう

先程は，分析ツールを使って度数分布表をつくりました．ここでは，分析ツールの基本統計量を使って，下記の手順に従って代表値や散布度を算出しましょう．

図15は，「ストレス調査」参加者20名のデータと，分析ツールのボックスを提示しています．この基本統計量では，**図16**に示すように，代表値，散布度，分布のゆがみの指標，推定の精度を表す指標が算出されますが，四分位数は算出されません．

手順

1）「データ」→「データ分析」をクリックすると，**図15**（**B**）のボックスが出てきます．
2）「基本統計量」をクリックして，「OK」をクリックすると，（**C**）のボックスが出てきます．
①入力範囲：年齢が入力されているセルの範囲 "B3:B22" を範囲指定します．なお，範

ステップ 1
ステップ 2
ステップ 3
ステップ 4
ステップ 5
ステップ 6
ステップ 7

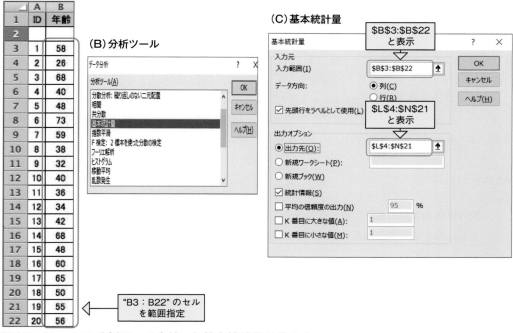

（A）「ストレス調査」
参加者20名のデータ

（B）分析ツール

（C）基本統計量

"B3：B22" のセル
を範囲指定

図15　Excelの分析ツールを使った基本統計量の求め方

（A）「ストレス調査」
参加者20名のデータ

ID	年齢
1	58
2	26
3	68
4	40
5	48
6	73
7	59
8	38
9	32
10	40
11	36
12	34
13	42
14	68
15	48
16	60
17	65
18	50
19	55
20	56

（B）出力された状態

年齢	
平均	49.8
標準誤差	3.024113615
中央値（メジアン）	49
最頻値（モード）	68
標準偏差	13.52424723
分散	182.9052632
尖度	-1.058934853
歪度	0.026508104
範囲	47
最小	26
最大	73
合計	996
データの個数	20

小数点以下の
桁数は手動で
そろえること

基本統計量では,
四分位数は
算出されない

代表値：平均値，中央値，最頻値，最大値
散布度：標準偏差，範囲
分布のゆがみの指標：尖度，歪度
推定の精度を表す指標：標準誤差

図16　分析ツールを使った基本統計量の出力

囲指定をすると，ボックスには絶対参照として「\$B\$3:\$B\$22」として表示されます．絶対参照とは，セル参照をコピーしても動かないように固定する方法のことです．

②データの方向：「列」をチェックします．

③先頭行をラベルとして使用：年齢のラベルと含んで①で範囲指定したのでチェックします．

④基本統計量の出力先を指定する：今回は，同じシート内の "L4:N21" に出力するように範囲指定をしました．ボックスには絶対参照として「\$L\$4:\$N\$21」として表示されます．

⑤「基本統計量」をチェックします．

⑥「OK」をクリックします．

3）基本統計量が，出力先である "L4:N21" に算出されます（**図 16B**，p.133）．

WORK▼11

　図 16 の基本統計量の尖度と歪度から正規分布か非正規分布かを判断しましょう．

　また，非正規分布の場合，その分布の形状を記述しましょう．

WORK▼12

　　下表は，ばらばらの年代 25 名の集まりのデータです．分析ツールを使って以下のことを実施しましょう．

ID	性	年齢	ID	性	年齢
子ども 1	2	7	高齢者 1	2	65
子ども 2	1	8	高齢者 2	2	67
子ども 3	1	9	高齢者 3	2	70
子ども 4	1	10	高齢者 4	2	73
大学生 1	2	19	高齢者 5	1	75
大学生 2	1	20	高齢者 6	1	78
大学生 3	1	21	高齢者 7	1	80
大学生 4	1	22	高齢者 8	1	83
大学生 5	1	20	高齢者 9	1	85
会社員 1	2	25	高齢者 10	1	90
会社員 2	2	28	高齢者 11	1	77
会社員 3	1	30	高齢者 12	1	88
会社員 4	1	33			

性：1＝男性，2＝女性

Q1　度数分布表とグラフをつくりましょう．年齢階級は，10 歳未満，10-19 歳，20-39 歳，40-49 歳，50-59 歳，60-75 歳，75 歳以上とします．

Q2　度数分布表とグラフから読み取ったことを書きましょう．

Q3　基本統計量を求めましょう．

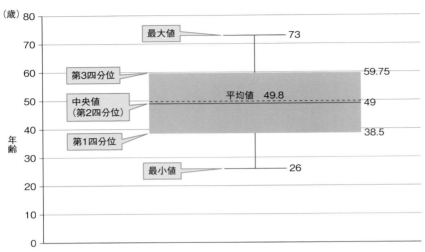

図17　箱ひげ図
「ストレス調査」の年齢データを使用（**図16A**）.

6　箱ひげ図をつくって中央値と四分位数を算出しよう

　箱ひげ図とは，箱と箱から伸びる上下のひげを用いて，データの分布を示すものです．最小値，第1四分位，中央値（第2四分位），第3四分位，最大値の5つの数字が示されます．中央値と四分位数が使われるので，非正規分布のばらつきを視覚的に把握するために有用です．

　図17の箱ひげ図は「ストレス調査」の年齢のデータ（**図16A**，p.133）を使ってExcelで作成しました．なお，グラフの値は，作図後に「データラベルの追加」をクリックすると表示されます．この図には示されていませんが，箱ひげ図では，他の値から大きく離れた「外れ値」がある場合，外れ値は箱ひげのひげよりも離れた点として示されます．

二次集計をしよう

1　二次集計のあらまし

　一次集計で分布の確認が終わったら，研究目的や研究仮説に基づいて二次集計の作業に入ります（p.122，**図4**）．

　二次集計の作業は，大きく2つの方法に分類されます．一つは，関係性の分析で2つ以上の変数間に関係があるのか，ないのかを調べます．相関やχ^2（カイ二乗）検定などが使われます．二つめは差の分析で，変数間に何らかの差があるのかを調べます．平均値や中央値の差の検定，比率の差の検定などが使われます．

2　改めて検定の意義を考えよう

　統計学的推定と統計学的検定のところ

（p.117 〜 119）でも述べましたが，改めて検定をする意義を考えてみましょう．

例として，老人クラブ A と B の参加者に生活の満足度の調査をしたところ，A の平均 ± 標準偏差は 7.53 ± 2.8 点，B は 4.02 ± 4.1 点でした（仮想データ）．主観的には A のほうが B よりも満足度が高いと感じると思います．客観的にみてこの平均値の差は「意味のある差」なのか，それとも「誤差による差」なのかを判断するために，統計学的検定を実施するのです．

統計学的検定を理解するには，帰無仮説，対立仮設，第 1 種の過誤，第 2 種の過誤，有意水準（5％，1％），有意確率（p 値），95％信頼区間，効果量などの用語の理解が必要です．慣れない用語ばかりでなかなか理解しがたい分野です．とりあえず，下記の点を最低限覚えてください．後述の「検定の実際をみてみよう」（p.139）での理解がしやすくなります．（※）

検定をする場合，帰無仮説と対立仮説とい

う統計学的仮説を立てます．次に，"帰無仮説が間違っていると判断する基準となる確率" である「有意水準」を決めます．これには，5％が使われることが多いです．有意水準 5％とした時に，計算した検定統計量が 5％より小さい場合（p < 0.05）に，帰無仮説は棄却され，有意であると判断されます．

3 変数間の関係の分析とは

2 つの変数間の関係性を分析する方法として，係数で表現する方法と，検定を使用して関係を見る場合の 2 種類があります．前者には φ（ファイ）係数，相関係数などがあり，後者には χ^2 検定があります．相関係数は**表5**に示したように，尺度水準により使うものが異なります．

4 差の分析の検定方法の選び方

検定方法を選択するには，定性データか定

表5 関係の分析の種類

	種類	扱う尺度水準	説明
係数を用いる	Φ（ファイ）係数	名義尺度・順序尺度 定性データ	2×2 分割表における連関の強さをみる係数
	スペアマンの順位相関係数	名義尺度・順序尺度 定性データ	変数間に関係があるかをみる 非正規分布（ノンパラメトリック）で使用
	ピアソンの積率相関係数	間隔尺度・比率尺度 定量データ	2 つの変数の直線関係をみる 正規分布（パラメトリック）で使用
	相関係数の有意性の検定		相関係数の有意性を検定する
	回帰直線と回帰分析	間隔尺度・比率尺度 定量データ	2 つの変数の直線関係をみる Y=ax+b で表される検定
検定を用いる	χ^2 検定	名義尺度・順序尺度 定性データ	クロス集計表（2×2 分割表など）
	フィッシャーの直接確率計算法	名義尺度・順序尺度 定量データ	2×2 分割表 1 つのセルの値が 5 以下の時に使う

※わからなくても実際に使っているうちに統計への心理的抵抗感が減り理解がしやすくなります．

WORK▼13

下記の変数を使って分析をします．（p.120，**表2**）を参考にして各変数の尺度水準を書きましょう．さらに，**表5**の統計手法のどれを使うとよいか考えてみましょう．

1）血圧値と BMI との関係

血圧値の尺度水準（   ） BMI の尺度水準（   ）

統計手法（   ）

2）高血圧の有無と居住地との関係

高血圧の有無の尺度水準（   ） 居住地の尺度水準（   ）

統計手法（   ）

3）自覚的ストレス（5段階評定法）と高血圧の6分類（至適血圧～重症高血圧）

自覚的ストレスの尺度水準（   ） 高血圧の6分類（   ）

統計手法（   ）

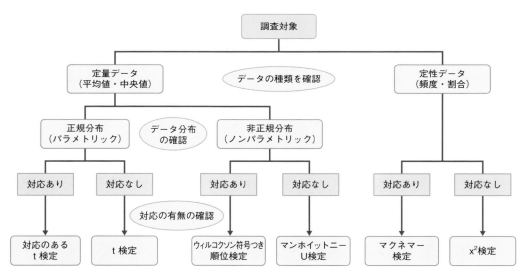

図18 差の検定方法の選び方のフローチャート

量データか，正規分布か否か，対応がない（独立）か，対応がある（独立でない）か，で決まります（**図18**）．対応があるというのは，同じ人たちに対してくり返しアンケート調査を実施した場合のデータです．対応がないと

は，構成員がまったく異なる2つの集団に対して，同じアンケート調査を実施した場合のデータです．

では，**WORK▼14**で考えてみましょう．

ステップ 1

ステップ 2

ステップ 3

ステップ 4

ステップ 5

ステップ 6

ステップ 7

WORK▼14

　以下の場合，対応があるか，対応がないかを考えましょう．

1) 老人クラブ A の人たちにアザラシ型ロボット「パロ」と 1 か月間触れ合ってもらい，介入前と介入後にストレス尺度が変化したかを調べた場合．

2) 　老人クラブ A と B の人たちに「パロ」と 1 か月間触れ合ってもらい，どちらが介入前と介入後にストレス尺度が変化したかを調べた場合．

解答　1) （　　　　　　）
　　　 2) （　　　　　　）

5　検定の実際をみてみよう

　それでは，実際に論文や学会発表などで，どのように検定の方法が使われ，結果として表示されるのかを例にしながら，統計処理の方法や結果の提示の仕方を学びましょう．

a　関係性の分析を学ぼう

1）χ^2（カイ二乗）検定

　χ^2 検定は，**表 6** のように質問項目を 2 つ以上かけ合わせて集計する手法のことです．質問項目を 1 つの表の表頭と表側に分け，それぞれの項目が交わるセルに，表頭と表側の両方に該当する回答の度数を記載します．一般的に，表の縦列を従属変数，表の横列を独立変数，として記載することが多いです．

2）χ^2 検定の結果を解釈しよう

　表 6 のデータを使って関係の分析としての χ^2 検定の説明をいたします．統計的仮説は下記のとおりです．

帰無仮説：介護の有無と高血圧の有無には関係がない
対立仮説：介護の有無と高血圧の有無には関係がある

　図 19（p.142）を参照しながらお読みください．検定統計量は χ^2 値を計算します．χ^2 値 = 4.67 となりました．棄却値は，有意水準は 5％，自由度 = 1 なので，χ^2 分布表から 3.84 となります．したがって，χ^2 値のほうが棄却値よりも大きく，棄却域に入るので，帰無仮説は棄却され，対立仮説が採用されました．結果の表現は，「介護の有無と高血圧の有無には統計学的に有意な（$p < 0.05$）関係がある」のように書くことができます．

　なお，χ^2 値はクロス表を使って Excel 関数 CHISQ.TEST で求めることができます．

3）係数を使った分析；相関係数の結果を見てみよう

　ピアソンの積率相関係数（以下，「ピアソンの相関係数」）は，間隔尺度や比率尺度などの定量データで，正規分布（パラメトリッ

WORK▼15

> 　下記のデータはどの検定方法がよいか，**図18**を参考にして考えてみましょう．
>
> 1）年齢のデータ，正規分布をする，対応のないデータ
> 2）5段階評定による回答のデータ，非正規分布，対応のあるデータ
> 3）％で示されたデータ，対応なし
>
> 　解答　1）（　　　　　　　　　　　　　　　　　　　）
> 　　　　2）（　　　　　　　　　　　　　　　　　　　）
> 　　　　3）（　　　　　　　　　　　　　　　　　　　）

表6　クロス集計表：2×2分割表

		高血圧あり	高血圧なし	合計
	介護者群	74 (57.4%)	55 (42.6%)	129
	対照群	87 (45.1%)	106 (54.9%)	193
	合計	161	161	322

の中の数字：周辺度数　　：表頭
：セル（中の数字：度数）　：表側

星野純子，堀容子，近藤高明ほか：女性介護者における心身の健康的特性．日本公衆衛生雑誌 56（2）：75～86，2009 より一部抜粋

ク）の場合に用います（**表5**，p.137）．一般的に相関係数という場合は，ピアソンの相関係数をさします．スペアマンの相関係数は，順序尺度などの定性的データで，非正規分布（ノンパラメトリック）の場合に使用します．ピアソンの相関係数と計算方法が異なるだけで，結果の解釈の方法は同じです．

　なお，ピアソンの相関係数は分析ツールで求めることができます．

4）相関の結果を解釈しよう

　相関とは，1つの変数が大きくなるにつれて，他の変数が増加または減少する関係です．1つの変数が大きくなるにつれて，他の変数も増える場合を正の相関，減少する場合は負の相関，変化しない場合は無相関といいます．これらの関係を数値で示したものが相関係数です．

　表7に示すように，相関係数の大きさは相関の強さを表します．相関係数rは，－1 ≦ r ≦ 1の値を示し，絶対値1に近いほど相

表7　相関の強さ

母相関係数	符号同順
|r| = 1.0〜0.7	高い相関がある
|r| = 0.7〜0.4	かなり相関がある
|r| = 0.4〜0.2	低い相関がある
|r| ≦ 0.2	ほとんど相関がない

関の強さは高く，0 に近いほど相関がないことを示します．

5）相関係数の有意性の検定を理解しよう

　相関係数は関係性の強さを表しますが，その係数が偶然によるものなのか，統計学的に意味のある確率で現れるのかまでは示さないので，相関係数の有意性を調べる必要があります．それでは**WORK▼16**を解いてみましょう．

WORK▼16

　下図は，「ストレス調査」（p.114，**WORK▼5**）の年齢と自覚的ストレスの関係を見た散布図です．自覚的ストレスは間隔尺度として扱い，ピアソンの相関係数を求めました．結果は，相関係数 r = 0.09 で，有意性の検定は p = 0.7059 でした．

　表7を参照しながら下記の問いに答えましょう．

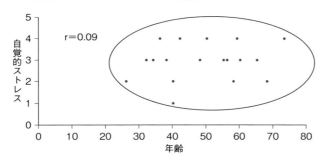

Q1　帰無仮説と対立仮説を立ててください．

Q2　相関の種類と強さ

Q3　有意か否か

Q4　結果の解釈

b　差の分析を学ぼう

1）比率の差の検定としてのχ²検定（対応なし）

前項で関係性の分析としてのχ²検定を紹介しました．本項では，差の検定としてのχ²検定を説明します．計算方法は前述のとおりですが，帰無仮説と対立仮説が異なります．

では，**表6**の介護の有無と高血圧のデータで考えてみましょう．

> **帰無仮説**：介護ありの高血圧者と介護なしの高血圧者の比率に差はない
> **対立仮説**：介護ありの高血圧者と介護なしの高血圧者の比率に差はある

検定結果は前項と同じです．帰無仮説は棄却され（**図19**），対立仮説が採用されます．結果の表現は，「介護ありの高血圧者と介護なしの高血圧者の比率（57.4％ vs. 45.1％）には統計学的に有意な（$p < 0.05$）差がある」のように書くことができます．

2）平均値の差の検定（対応なし）：t検定

t検定は，平均値の差の検定で正規分布の場合に使われます．では，家族介護者研究から，BMI の平均値の差の検定をしたものを見てみましょう（**表8**）．

> **帰無仮説**：介護者群と対照群の BMI の平均値には差がない
> **対立仮説**：介護者群と対照群の BMI の平均値には差がある

検定統計量は，t値を求めます．しかし，このt検定を実施するには，その前にF検定という母分散が等しいかどうかの検定を行います．

結果，BMI は $p \geqq 0.05$ だったため，帰無仮説は棄却されませんでした．結果の表現は，「介護者群と対照群の BMI の平均値には統計学的有意差はなかった」などと表現されます．なお，t検定やF検定は，分析ツールを使って求めることができます．

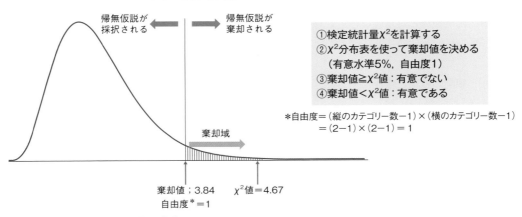

カイ二乗分布曲線

帰無仮説が採択される　　帰無仮説が棄却される

①検定統計量χ^2を計算する
②χ^2分布表を使って棄却値を決める
　（有意水準5％，自由度1）
③棄却値≧χ^2値：有意でない
④棄却値<χ^2値：有意である

＊自由度＝（縦のカテゴリー数−1）×（横のカテゴリー数−1）
　　　　＝（2−1）×（2−1）＝1

棄却域

棄却値；3.84　　χ^2値＝4.67
自由度＊＝1

図19　χ^2分布と帰無仮説の棄却

表8　平均値の差の検定（対応なし）

	項目	単位	介護者群 平均値±標準偏差	対照群 平均値±標準偏差	有意水準
脂質	総コレステロール	mg/dL	209.0 ± 35.9	216.5 ± 33.1	†
	HDL コレステロール	mg/dL	61.5 ± 13.8	68.8 ± 17.2	※※※
BMI	Body Mass Index	kg/m²	22.4 ± 3.1	22.7 ± 3.2	n.s.

t 検定　†：p<0.1　n.s.：有意差なし　※※※：p<0.001

星野純子，堀容子，近藤高明ほか：女性介護者における心身の健康的特性．日本公衆衛生雑誌 56（2）：75 ～ 86，2009 より一部抜粋

参考文献（Step3-1 ～ 4）

1) 石井京子，多尾清子：ナースのための質問紙調査とデータ分析．第 2 版．医学書院，2002．
2) 轟亮，杉野勇：入門 社会調査法－2 ステップで基礎から学ぶ．第 3 版．法律文化社，2017．
3) 大谷信介，木下栄二，後藤宜章ほか：新・社会調査へのアプローチ－論理と方法．ミネルヴァ書房，2013．
4) 石川朗，種村留美，対馬栄輝ほか：リハビリテーション統計学（15 レクチャーシリーズ リハビリテーションテキスト）．中山書店，2015．
5) 中村好一：保健活動のための調査・研究ガイド．医学書院，2002．
6) 星野順子：女性介護者の高血圧に関する疫学的検討，平成 20 年度学位申請論文，名古屋大学大学院医学系研究科看護学専攻．
7) Doniel W Byrne：国際誌にアクセプトされる医学論文－研究の質を高める POWER の原則．木原正博，木原雅子訳，メディカル・サイエンス・インターナショナル，2000．
8) 鈴木基：COVID-19 の致命率と重症化リスク因子について．https://www.mhlw.go.jp/content/10900000/000662183.pdf より 2022 年 7 月 5 日検索．
9) ウィキペディア 尖度．https://ja.wikipedia.org/wiki/ 尖度 より 2022 年 7 月 5 日検索．
10) 国税庁：令和 2 年分 民間給与実態統計調査．https://www.nta.go.jp/publication/statistics/kokuzeicho/minkan/gaiyou/2020.htm#a-01 より 2022 年 7 月 5 日検索．
11) 日本の年収中央値を徹底解説．https://heikinnenshu.jp/column/chuochi.html より 2022 年 7 月 5 日検索．

引用文献

1) 世界大百科事典第 2 版．https://kotobank.jp/word/ 変数 -8693 より 2022 年 7 月 5 日検索．
2) 星野純子，堀容子，近藤高明ほか：女性介護者における心身の健康的特性．日本公衆衛生雑誌 56（2）：75 ～ 86，2009．

ステップ 1
ステップ 2
ステップ 3
ステップ 4
ステップ 5
ステップ 6
ステップ 7

事例報告をしてみよう

Step 4

1 事例研究（ケース・スタディ）のまとめ方

1 事例研究（ケース・スタディ）のまとめ方

- 事例報告（ケース・レポート）と事例研究（ケース・スタディ）の違いが理解できる.
- 事例報告や事例研究をまとめる方法について理解できる.
- 事例研究を書く手順について理解できる.

事例研究とは どんな研究なのか

　事例研究とは，１事例もしくは数事例について深く分析して研究的にまとめたものをいいます．ここでは，「事例」という言葉が要となります.

　事例は「実例」といわれますが,事柄であったり，人であったりします.また,事例は「ケース（Case）」や「症例」ともいわれます．看護における事例とは，看護の対象である患者や利用者，その家族であったりすることが多いです.

　事例研究は，"研究"といわれるので，その事例に対して，過去の文献を踏まえ，新規性を含む看護の実践を取り上げ，評価の形にまとめあげていく必要があります.

類似する言葉には どんなものがあるか

1 ケース・スタディ

　スタディ（Study）には，「勉強する，学習する」と「研究,学問」の意味があります.前者であれば，看護学生や新人看護師，研究初心者のケース・スタディが該当します．この場合，自分の浅い知識や経験を自覚し，すでに明らかにされている看護の理論や技術を文献などで学習します．そして，これらから得た知見をケースに応用したり，自分の看護を振り返ったりします.

　それにくらべ,研究や学問としてのケース・スタディは，さらにレベルを上げ，研究的にまとめていきます．研究ということは，新規性や独創性，再現性が求められますので，その点を意識してまとめていきます．これは事例研究と同じといえます.

ステップ1

ステップ2

ステップ3

ステップ4

ステップ5

ステップ6

ステップ7

2　事例検討

　事例研究に似た言葉に「事例検討」があります．事例検討は，事例に対して皆で「検討する」ことであり，看護においては，複数の看護師や多職種とのカンファレンスや会議で検討することが多いです．看護学生では実習中に行われるカンファレンスや振り返りの会，事例発表会などがあたります．

　事例検討は事例に対して自分が行った看護の体験を述べたり，振り返ったり，評価したりします．また，自分で悩んでいる問題について，他者と共有して検討を行います．事例検討は，他者と検討することに重点が置かれ，事例の理解や，よりよい看護を考える教育的な意図も含まれます．

3　事例報告，ケース・レポート

　事例報告は，事例を「報告する」ことに重きが置かれます．報告はレポート（Report）ともいわれ，研究ほど独創性や新規性はないですが，実践や他者に報告することに価値のあるものとされます．

　主要看護系雑誌において，2010年以降に発表された事例研究の数について調査した結果（医中誌Webで2020年6月15日に検索），看護系の事例研究論文数（547件）より，事例報告数（4,474件）が多いと報告しています[1]．このことより，看護においては事例研究というより，事例報告という形式でまとめられていることが多いといえます．

WORK▼1

あなたが行う事例研究はどのようなものを予定しているのか記述しましょう．

例）・私は看護学生なので，先生に確認すると，実習中に受け持った患者さんの看護を振り返って報告することが目的だといわれたので，ケース・レポートとしてまとめます．
　　・私は看護の大学院生です．指導教員より，「ケース・レポートでなく，ケース・スタディとして，学会誌に掲載できるようにまとめてください」と課題が出されましたので，研究的にまとめます．先行研究で同じようなケースで効果的な看護を検索して，自分が実践する看護はそれに加えてオリジナルな具体策も盛り込む予定です．

4 自分がまとめる事例について検討する

　1事例か複数の事例をまとめる時には，事例研究，ケース・スタディ，事例検討，事例報告（ケース・レポート）のどれになるのか，まずはそれらの定義を確認して，まとめていきます．

事例研究はどんなことをまとめるのか

1 事例研究の目的

　山本は，「ケアの意味」を徹底して見つめる事例研究の重要性を唱えています[2]．この事例研究の出発点は，「振り返り，学びたい事例がある」「この人はどうやったらそんなふうに看護できるのだろう？」「何をどのように伝えたら，他の人にも真似できるだろう？」という，すぐれた看護実践から学びたいという動機とされています．

　そしてその動機から，さらに事例から学び看護実践を進化させるために，事例に対して新しい看護方法を検討し，実践・評価までを言語化して，報告や研究のレベルまで高めていきます．これが事例研究です．一人の患者であっても，事例研究の積み重ねにより看護学が発展していくのです．

　すぐれた医師や看護師たち，プロフェッショナルな人々は日々，事例研究を活用したり，自分でもまとめたりして研究を重ねています．事例研究は，問題点に対する解決策を提示していますので，同じような事例に対し成功する策を事前に知ることができます．また，それは日々のリスクを回避することにも

つながります．さらに，事例研究をまとめることから，既存の知識に加えて，新しいアイデアや看護を創出することもできます．まずは，目の前にある事例から事例研究に取り組むことをお勧めします．

2 どんな事例を選定するか

　取り上げる事例として，研究的な疑問が生じた事例を選定します．たとえば，「この事例に対して，従来の看護では効果が得られないのではないか？」「この事例の問題点は環境が影響因子として考えられるので，環境を整えるという従来とは異なるアプローチをしてみたらどうだろう？」などの疑問です．看護学生の場合は，指導教員が取り上げる事例を選定する場合もあります．

　また，従来から着手していた研究テーマ（例：認知症高齢者のせん妄に対する看護）があれば，その条件に合った事例を選定します．日々の看護の現場で，看護のアプローチに困っている事例で，今後も同じような事例に遭遇する可能性が高く，今，研究的にまとめる価値がある事例もよいです．さらに，特殊な疾患や治療を受けており，看護にも独創性や新規性が求められる事例なども選定されます．

　ただし，事例が抱えている問題（課題）が看護では到底解決できないものであれば，除外したほうが望ましいです．長期間かけても看護で解決されない場合，その事例は看護研究の対象ではない可能性が高いといえます．看護は観察や対象者に直接介入する看護技術，相談，教育など，多様な手段をもつため，「看護の工夫を新規性あるものにする」と考えると解決される可能性のある事例を選択します（**表 1**）．

ステップ
1

ステップ
2

ステップ
3

ステップ
4

ステップ
5

ステップ
6

ステップ
7

表1　事例の選択条件の例

事例の選択条件	各例
従来の看護では対応できない事例	認知症高齢者の睡眠を睡眠センサーで評価したことにより，興奮が軽減した1事例
看護の問題点の他要因に注目した事例	高齢患者のせん妄を軽減したベッドサイドの環境要因に着目した1事例
特殊な疾患や治療を受けており，看護も新規性が期待できる事例	重粒子治療を受けている特殊がんをもつ成人女性の1事例
振り返り，学びたい事例がある	入院中転倒をくり返した事例の転倒要因と有効なケアを振り返った1事例

WORK▼2

　　あなたはどのような事例を選定するのか記述しましょう.

例）看護学生1年生の時，認知症で失禁している患者さんの排泄援助を見学したので，失禁する前にトイレ誘導する援助を必要とする事例を，教員と相談し選定したいと考えています.

　　その事例は看護の工夫により解決しそうですか？

例）はい. 認知症をもっている患者さんですが，認知症の方でも有効なトイレ誘導が文献にありましたので，看護計画を立案していきたいと考えています.

表2　医師がまとめたケース・レポートの例

ケース・レポートの要素	記述の例
テーマ	○○動脈における○箇所の急性期閉塞に対して○○再建術を行った1例
要旨	○歳の男性，○○の症状で当院搬入．検査データ○点，画像診断○．診断名：○○．緊急で○○再建術を実施．その後，○○の良好な転帰を得た．
キーワード	○○，○○再建術，血栓回収
緒言・はじめに	○○動脈の閉塞は○○の特徴がある[1]．それに対して○○治療があるが，一定の見解は得られていない[2]．また，○○再建術に対する意見が分かれている[3]．今回，○○動脈における○箇所の急性期閉塞に対して○○再建術を行った1例を経験したため報告する．
症例	患者：○歳男性　現病歴：○○　既往歴：○○　嗜好：○○ 身体所見：○○○○　○○再建術所見：○○○○ 画像所見を10点掲載
考察	○○動脈における急性期閉塞に対して○○再建術の需要は増していくことが予測される．今回の○○再建術は過去の報告[4-6]もあり，妥当であったと考える．しかし，○○の点が課題であり，今後さらなる症例の蓄積が必要である．
文献	6点列挙（ここでは省略）

3　**医師のケース・レポートのまとめ方**

　医師によるケース・レポートは大変多く執筆されています．医師は周知されている疾患でも異なる症状をもつ患者，治療に対する副作用や合併症を起こす患者，数万人に1人しか発症しない患者など，日々の診療で多くの患者と遭遇しています．事例の検討を重ねることで，自分自身の研鑽や若手医師の教育，学会発表で治療に一石を投じることなどを行っています．

　医師のケース・レポートのまとめの例を**表2**に示しました．これをみると，テーマをみただけでどのような患者にどのような治療を行った事例だったのかがわかる内容になっています．そして，原著論文と同様に要旨やキーワードも書かれています．緒言では，研究の動機とともに，治療の見解について，引用文献を用いながらまとめており，今回の症例に

ついて報告すると論理的にまとめられています．

　そして，症例の概要や治療介入と効果について，画像や検査データなどを示しながら説明しています．考察では，同じような症例の需要や治療について妥当か，課題は何かを引用文献を用いながらディスカッションを記述しています．最後に文献を列挙しています．

　症例の特徴と治療，評価を軸にして，簡潔明瞭に，論理的に書かれています．

4　**看護におけるケース・レポートのまとめ方**

　次に，看護師がまとめたケース・レポートの例を**表3**に紹介します．医師のケース・レポートと異なる点は，患者紹介では，身体的所見だけでなく，「社会面や心理面を記述している」点です．看護は患部だけをみるのではなく，社会，心理，生活などの面を包括的にとらえるため，各側面の情報を記述しま

表3　看護師がまとめたケース・レポートの例

ケース・レポートの要素	記述の例
テーマ	心不全をもち生活する独居高齢者の水分コントロール実践を高めた1症例
要旨	○歳の男性，○○の症状で当院搬入．心不全関連検査データ○点，胸部X線所見○．○○の点滴治療開始．その後，水分コントロールしながらの食事が開始．水分コントロールのためのパンフレットと計量カップの工夫を行い退院となった．1か月後の外来受診では，本人の良好な経過を確認できた．
キーワード	心不全，水分コントロール，計量カップ，高齢者
緒言・はじめに	心不全とともに生活していくためには塩分や水分，カロリーなどの管理が必要となる[1]．それに対して通常，病院のパンフレットによる口頭での指導が行われることが多い[2]．しかし，患者は高齢者であり認知機能も低下していることが多く，パンフレットの内容や表示は工夫が求められる． 　また，入院中と自宅では環境も異なり，毎日の生活のなかで実践できるような内容にする必要がある[3]．さらに，知識だけでなく実技を入れることでより理解が深まることが報告されている[3]．今回，心不全をもち生活する独居高齢者の水分コントロール実践を高めた1症例について報告する．
患者（事例・症例・ケース）の紹介	患者A氏，○歳代後半，男性．現病歴：○○　　既往歴：○○　　嗜好：○○．身体所見：○○○○　　心不全の所見：○○○○　　心機能検査：○○ 〈社会的側面〉家族構成：妻を亡くし独居．役割：町内会の会長を務めるなど．嗜好品：ビール350mL　2缶/日摂取 経過：仕事や地域での活動を精力的に前向きに行ってきたが，心不全の悪化で入院．入院中，酸素マスク2L吸入，○○剤投与，点滴施行．1週間ほどで点滴が抜去される．しかし，退院が決まった後でも，「もうだめかもしれない．大好きなビールも飲めない．人生終わった」と毎日嘆き落ち込んでいる．入院して1週間経ったが，現在まで毎日，不眠を訴える．
看護の方法	**看護の問題点** 　「水分過剰摂取による心不全悪化のおそれ」「高齢であり，飲酒習慣があるため自宅生活での水分過剰摂取の可能性」「心不全悪化による役割遂行ができないことによるうつ状態」の3点がある． **看護計画（図表参照，ここでは省略）** 　目標：毎日の水分摂取量を○mL以内にする，一気に200mL/回以上摂取しないようにする，体重が現在よりも増加しない，風邪をひかない． 　具体策：以下3点を加えたパンフレットに基づき，水分摂取の相談を行った． 　具体策①　地名カルタにちなんで，5点の注意事項を簡潔に書く． 　具体策②　よく飲む飲料水の量を明示する． 　具体策③　1日の生活のスケジュールに合わせて3食と1服のひとときも含めて，具体的な水分摂取スケジュール案を本人と家族の意見も取り入れて図式化する． 　具体策④　いつも愛用しているコップに本人の好きな船と水平線の絵柄を書いて，量の目安にしてもらう． **評価方法** 　1か月後の外来受診の心機能検査および本人・家族への面談を行い，入院中の毎日の睡眠状態の主観的評価（よく眠れた，まずまず眠れた，あまり眠れない，まったく眠れない）をした．

ステップ1　ステップ2　ステップ3　ステップ4　ステップ5　ステップ6　ステップ7

表3　続き

結果	**看護の実践**（図表参照，ここでは省略） 　具体策を実践したところ，「具体的なイメージが湧いてわかりやすい」「結構，飲めるんだ」「これなら，できるよ」と前向きな発言が聞かれた．（略） 　1か月後の外来受診時の心機能検査の結果は〇〇であった．また，「例のコップに水を入れて摂取量を守っている」「会長業務も自分だけでするのではなく周りの助けを借りて一緒にしている」との発言があった．
考察	心不全の高齢患者は増加している[4]．急性・慢性心不全診療ガイドライン2017年改訂版では，「心不全における緩和ケアは，治療をあきらめるものではなく，患者・家族のQOLを改善させるためのものであり，通常の心不全治療と並行して行われる」[5]．よって，水分コントロールも患者のQOLを下げないような工夫を考える必要があった．心不全をもつ高齢者は認知機能が低下しやすく[6]，パンフレットに盛り込む内容をセレクトする必要がある．今回，4点に絞ったことは患者にとって認知しやすかったといえる．また，図式化や実践はイメージしやすく，体得できるので効果的であるといわれる[7]．今回，1か月の心機能検査の結果は異常なく，水分摂取も守りながら，会長業務も周りの助けを借りて遂行しており，〇〇の工夫は効果的であったといえる．
文献	7点列挙（ここでは省略）

す．医師は診断名を記述しますが，看護は「看護上の問題点（または看護診断）を明確にして具体策」を記述します．つまり，看護計画を記述するのです．そして，評価方法もできたら加えたほうが望ましいです．

　新規性をもたせる場合，具体策のなかに独創的な看護方法を盛り込みます．過去の文献をよく読んで，効果が予測される策を取り入れます．そして，評価方法には，何をもってその看護の効果があったと判断するのか，評価項目も記述します．

　考察では，看護の実際のデータからその看護が妥当であったのかどうか文献を用い，引用しながらディスカッションの文章を記述します．また，今後の課題なども書きます．

　ケース・レポートが単なる感想文にならないように，論理的に記述することが大事です．

5　ケース・スタディの方式

　ここから事例研究の名称をケース・スタディというよく使われている名称で進めます．ケース・スタディの方式には，①ヒスト

リカル・スタディ（Historical Study）と②インシデント・スタディ（Incident Study）があります．

a　ヒストリカル・スタディ

　ヒストリカル・スタディは，ある問題をもつ事例に対して，ある期間の始めから終わりまで（受け持ち期間や入院から退院まで，など）の一連の過程を取り上げてまとめる方式です．始めから終わりまでの経過が柱になるので，経過表を示して説明されることが多いです．

b　インシデント・スタディ

　インシデント・スタディは，ある問題，事柄に焦点を当てて，その部分の原因や看護の具体策を掘り下げてまとめる方式です．たとえば，事例の排泄の問題点に焦点を当てて，その原因や対策を考えていきます．一人の患者だけでなく，複数の患者を対象にまとめられることが多いようです．

WORK▼3

　　あなたがヒストリカル・スタディを行うとしたら，どのようなことをまとめるか，概要を記述しましょう．

例）循環器センターで実際に受け持った患者さんを振り返って，受け持ち開始から実習の終わりの2週間の経過を中心にまとめます．具体的には，心筋梗塞をもつ患者さんでしたので，バイタルサインと心電図や血液検査データを軸に，症状の有無と心理面，社会面を振り返ってまとめます．

　　あなたがインシデント・スタディを行うとしたら，何を中心にまとめますか？

例）患者さんが心筋梗塞の治療のなかで「退院後の自己管理を高めるために入院中からしておくセルフケア」を中心にまとめます．

ステップ1
ステップ2
ステップ3
ステップ4
ステップ5
ステップ6
ステップ7

WORK▼4

あなたが行うインシデント・スタディは，どのようなことをまとめるのか記述しましょう.

例）頻尿に焦点を当ててまとめたいと考えています．テーマは「頻尿をもつ患者に対する看護」を考えています．まず，頻尿の患者さんがどのくらいいるのか文献で調べます．次に，頻尿の原因を調べ，看護の方法をいくつかまとめます．この部分は，「はじめに」に書きます．
　そして，患者紹介では，患者さんに対する情報収集の概要と排尿情報をまとめます．看護の実際の看護計画では，患者さんのアセスメントをして頻尿の要因を見つけます．おそらく，過活動膀胱による頻尿であると考えられるので，問題点は，過活動膀胱による頻尿・切迫性尿失禁とし，具体策は排尿日誌によるアセスメントと蓄尿を促すように気分転換を考えています．
　評価は，排尿回数と失禁回数とし，患者さんの訴えをもとに行う計画です．実際の結果では，評価のデータを記述し，看護計画が妥当なものだったのかを考察します．

ケース・スタディの計画（表 4）

　ケースに遭遇できるか，それをどのように，どのくらいの期間でまとめるかも含めて，ケース・スタディをまとめる計画を立てていきます.

　看護学生は実習で受け持った患者をケースにする可能性が高いです．患者選定の段階から指導教員と相談して決定します．実習ロー

テーションをみると，実習場所や実習期間，受け持ち患者のおよその特性がわかります．たとえば，小児に興味がある場合，小児の実習時期や場所を確認し，指導教員と相談します．そして，実習前から文献を読み準備に備えます.

　インシデント・スタディでは，フォーカスを当てる部分，たとえば，「小児に手術への理解を促す看護」と定めます．それが実際の患者のニーズに合っているかを確認しなければなりません．ヒストリカル・スタディでは，

実習中に行ったアセスメント，看護計画，看護実践，評価の一連をまとめられるように，情報をしっかり収集して記録にとどめておく必要があります．

いずれにしても，ケース・スタディにまとめられるように準備や計画をしっかり行い，実際の看護においては実践をしっかり行って，まとめられる材料を確保します．

表4　ケース・スタディの計画

	計画すること	内容
1	文献検索	日頃からテーマにしたい事例に関する文献を集めておく
2	ケースの出会い 研究の同意	ケースに出会い，ケース・スタディとして看護実践し，まとめることの同意を得る
3	看護計画・実践・評価	ケースの問題点やニーズに応じた看護計画を立案する．その際に先行研究で効果が示された具体策を取り入れたり，それをもとにオリジナルな策を検討する．日々の実践のデータを漏れがないように記述していく．実践の効果があったのか，評価方法に基づいてデータを収集する
4	ケースの振り返り	実践の効果があったのかどうか検討する．また，ケースへの看護を振り返って，自身の看護に対する気づき・反省も行う
5	ケース・スタディのまとめ	文献や看護計画，実践，評価の記録情報をもとに，論文形式でのまとめにとりかかる

WORK▼5

あなたが行うケース・スタディはどのようにして進めていくか，スケジュールを記述しましょう．

例）私は看護学生ですが，実習ローテーションを確認して，ケース・スタディのテーマを意識し，指導教員と相談しながらケースを決定します．そして，実習中は文献を読んで準備して，患者さんのアセスメント，看護計画，実践，評価について毎日記録していきます．その後実習が休みの期間に入るので，その間に数回指導教員に確認を受け，実習後の発表会と論文提出を目指していきたいと考えています．

日程	スケジュール
10月1週目	・患者の選定 ・テーマになりそうなことを教員と相談 ・患者のアセスメント
2週目	・看護計画立案 ・カンファレンス ・実践
3週目	・実践 ・評価
実習終了	・発表会 ・ケース・スタディの提出

ステップ1　ステップ2　ステップ3　ステップ4　ステップ5　ステップ6　ステップ7

ケース・スタディの動機，背景，目的の明確化（表5）

　ケース・スタディであっても，研究の動機，背景，目的は明確にします．どうしてこのケースを選択したのか，まとめる意義や背景について，先行文献を用いて説明します．

　たとえば，身体拘束を受けている認知症をもつ高齢患者に出会ったとします．その患者に遭遇した時や，患者の訴えを聞いた時の自身の気持ち（いたたまれない，かわいそう，つらい，身体拘束を解除したい，など）が動機になり，「身体拘束を受けている高齢患者を解除する看護はないだろうか？」「自分でもできる看護は何か？」「この看護を実践して解除できるだろうか？」がリサーチ・クエスチョンになります．

　このように，身体拘束を受けている高齢患者に遭遇した際の自身の気持ちが動機になり，身体拘束とは何か，身体拘束の適応や解除について，身体拘束をゼロにした病院の取り組みに関する文献を読み，身体拘束に関する基礎知識や看護について学習を深めていき

ます．それらの学習をケース・スタディの背景とします．

　そして，仮のテーマとして，「認知症高齢患者の身体拘束解除のための看護」，仮の目的は，「認知症高齢患者の身体拘束解除のための看護計画を実践し，評価を明らかにする」とし，看護計画，実践，評価に取り組みます．その後，全体を振り返ってヒストリカル・スタディでまとめていきます．

　インシデント・スタディとしてまとめるには，とくに力を入れた看護計画を焦点に当てて，テーマを絞り込みます．たとえば，「身体拘束に代わるレクリエーション看護」をテーマにした場合，レクリエーションに焦点を当て，看護を実践して評価することを目的にします．

ケース・スタディの方法（表6）

1 事例紹介

　ケース・スタディでは，患者（事例・症例・

表5　ケース・スタディの動機，背景，目的の明確化

	項目	具体的な例
1	動機	認知症高齢患者が身体拘束されてかわいそう，つらそう，何とかできないか
2	リサーチ・クエスチョン	身体拘束を受けている認知症高齢患者を解除する看護はないだろうか？
3	文献を読んで調べる	身体拘束や解除，看護をキーワードにして文献検索する．文献を集め，よく読む
4	仮のテーマを決める	「認知症高齢患者の身体拘束解除のための看護」 （仮であり，後で変更してもよい）
5	仮の目的を定める	「認知症高齢患者の身体拘束解除のための看護計画を実践し，評価を明らかにする」 （仮であり，後で変更してもよい）

表6　ケース・スタディの方法（事例紹介，看護計画，分析方法，倫理的配慮）の記述

項目	例題：まとめる時の要点
事例紹介	A氏，70歳代前半，男性 ⇒実名は書いてはいけない．イニシャルもよくない．年齢も実年齢でなく，〇歳代前半・後半が望ましい．個人が特定されないように記述する 主疾患は不安定狭心症の疑い，既往歴として2010年に脂質異常症．2015年に労作性狭心症と診断されていた． ⇒代表的なもの，必要なものを選択して記述する 経過は，労作性狭心症の診断後，1年前の2019年頃から自宅階段を上る際に1日数回軽度の胸痛発作があり，休むと痛みは消失していたのでニトログリセリンを使うことなく様子をみていた．2020年11月に定期受診をした際に，心電図の異常を指摘され，そのままB病院に入院となる．2日後に心臓カテーテルが予定されている． ⇒経過を詳しく記述すると個人が特定されるため，詳しい年月日の記述は避ける．看護に必要な部分を選択し，事実を曲げないように文章化する 家族構成：妻と二人暮らし ⇒家族の個人情報は記述してはならない 趣味：読書．食べ歩きが好きで週に5回妻と外食に出かけている ⇒必要ならば趣味・性格・その他の情報を加える
看護計画	**[問題点]** 1．不安定狭心症の疑いに関連した心筋梗塞のおそれ 2．脂質異常症や労作性狭心症，不安定狭心症の疑いに関連した動脈硬化の進行 3．外食が多く運動不足に関連した生活のアンバランス ⇒代表的なもの，必要なものを3点以内で選択して記述する **[具体策]** 1．心臓カテーテルに関する看護はクリティカルパスに則って行う 2．今までの生活の日課，外食を含めての食事，運動などの状況を聞き，図式化して可視化する 3．代表的な外食のメニューを選択してもらい，そのカロリーと塩分などの計算を管理栄養士の指導のもと行う 4．A氏が住んでいる地域の外食マップ（いつもよく行くお店のメニューとカロリー，塩分量）とおすすめ散歩コースを本人と作成する 5．退院後，1週間の食事のメモをつけてもらう ⇒標準的な看護に加えて，個別的なオリジナルなものを加える **[評価方法]** 退院1週間後の定期外来受診の際に，過去1週間の食事の記録から，摂取カロリーや塩分を概算して評価する ⇒看護計画による評価の方法を記述する．または，具体策に入れてもよい
分析方法	退院後の食事メモに書かれた情報について，管理栄養士とともにカロリーと塩分を計算する．食事メニューについてはカテゴリー化する ⇒ケース・スタディでは統計処理は困難であるが，情報をどう分析したのか，量的・質的分析を行う場合はそれを記述する．分析方法が不要の場合，記述しなくてよい
倫理的配慮	受け持って看護を実践させていただくこと，ケース・スタディとしてまとめること，学内で発表することを明記した説明書とともに，同意書にて同意を得た ⇒ケース・スタディは倫理委員会の承認は不要のことが多いが，特殊なケースなどは必要時，倫理委員会の承認を受ける．説明と同意はどのケースも必要である

ステップ1　ステップ2　ステップ3　ステップ4　ステップ5　ステップ6　ステップ7

ケース）の概要について示す必要があります．その時には，個人が特定できるような情報の記述は避ける必要があります．たとえば，氏名や住所，連絡先（電話番号やファックス番号，メールアドレスなど）は記述しません．イニシャル表示も特定される可能性があります．年齢も"108歳"などと具体的な年齢を記載すると個人が特定される可能性があるので，"100歳代後半"と記述します．このように，年齢は実年齢ではなく○歳代前半，○歳代後半と記述します．

　主疾患，既往歴，経過はすべてを記述するのではなく，代表的なもの，必要なものを選択します．すべてを記述すると，個人が特定される可能性があります．

　家族構成も，個人が特定されないように配慮して簡潔に記述します．テーマが「家族の支援」の場合，家族についても患者と同様に

個人情報に配慮しながら記述します．主介護者やキーパーソンは誰なのか，健康状態について，必要時追記します．趣味や性格などは必要に応じて記述します．

2 看護計画

　看護計画では，テーマに関連する問題点や具体策を抽出して表にまとめます．できるだけ第三者も追試できるように記述します．

　スペースが決まっているため，長々と書かず，要点を押さえて記述します．問題点は3点前後，具体策も10点前後にまとめます．

3 分析方法

　分析方法は1事例，数事例のデータ数ですから，統計分析やカテゴリー分類は難しい状

WORK▼6

あなたが行うケース・スタディは，どのように倫理的配慮を行うのか記述しましょう．

例）私は看護学生ですが，指導教員と相談して，実習期間（20XX年○月○日〜同年同月○日の2週間）で受け持ちをさせていただき，患者さんの看護に必要な情報を収集し，看護計画を立案し，実施，評価をすること，それを学校内で発表させていただくことを文章で説明した説明書を作成します．そして，指導教員と一緒にその説明書に沿って患者さんやご家族に説明し，同意書による同意を得ます．
　　同意を確認したら，ケース・スタディを開始します．実習中，実習後も患者さん個人を特定する情報は収集せず，ケース・スタディのまとめや発表にも記述しないように注意を払います．

ステップ 1

ステップ 2

ステップ 3

ステップ 4

ステップ 5

ステップ 6

ステップ 7

況があるため記述されないことが多いです．しかし，事例研究であっても，データが蓄積されれば，分析方法（量的・質的分析の方法）を記述します．

4 倫理的配慮

　倫理的配慮について，ケース・スタディの場合は，倫理委員会の審議が必要ではない場合が多いようです．しかし，特殊なケース（人工呼吸器の装着・不装着などで院内の臨床倫理委員会の審議が必要なケースなど）では，倫理委員会の審議にかけることが必要になる場合もあります．

　どのケースであっても，ケース・スタディの対象者には研究の目的，方法などの説明書を提示し，同意書を得ておくことが必要です．学生の場合，指導教員の指導のもと受け持たせていただき，研究としてまとめ発表すること，個人情報は保護されることなどの倫理的配慮も含めて説明書とともに口頭で説明し，同意書で同意を得ておくことが必要です．

ケース・スタディの結果と考察のまとめ方

　ケース・スタディの結果は，看護計画に立案された看護の実際を記述していきます（**表7**）．ここでいう結果は，考察に必要となるものです．文章で説明するとともに図表を示すと，読者がわかりやすいです（**表8**）．自身の感想は書かずに，事実の情報で説明していきます．ここでいう事実の情報とは，患者や家族の言動，数値に示せる検査値や行動の回数などをいいます．

　考察は，事例の結果がどうしてそのようになったのか検討する部分です．自身の考えだ

けを記述するのではなく，先行文献を用いて説明します．文献活用のない考察は妥当でないと判断されますので，必ず文献を活用します．また，結果で示されないことは記述しません．考察に必要な結果は，「結果」の部分に加筆します．

ケース・スタディの結論

　多くのケース・スタディでは結論を明記するものは少ないようです．記述する場合，目的の回答を簡潔に記述します（**WORK▼7**）．

ケース・スタディの謝辞

　ケース（症例）および関係者への謝辞を記述します．ケースの実名は事例紹介と同様に書きませんが，まとめるにあたりご協力いただいた施設の管理者や職員，指導や助言をいただいた教員などは実名を書くことが多いです．事前に本人の許諾を得て記述するようにしましょう（**WORK▼8**）．

引用文献の記載と選択の方法

　文献は，まずは事例に関するものを広く一般的に読んでいきます．たとえば，腎不全をもつケース・スタディであれば腎不全や看護の一般的な教科書や参考書，厚生労働省などの官庁が公開している統計データを選択し読む必要があります．これはケース・スタディに必要な事前学習のための文献になりますが，「はじめに」の部分や「看護計画」「考察」でも引用文献として用いることができます．

表7　ケース・スタディの結果・考察の書き方の例

タイトル：認知症高齢患者の身体拘束解除のための看護

目的：認知症高齢患者の身体拘束解除のための看護計画を実践し，評価を明らかにする

事例紹介：B氏，90歳代前半，女性　現病歴：肺炎　既往歴：5年前アルツハイマー型認知症と診断
趣味：詩吟
家族構成：未婚の娘と二人暮らし
入院までの経過：
　20XX年1月より飲み込みにくい状況があり，同年1月下旬に食事も食べられなくなり，38℃の発熱があり呼吸困難がみられ，救急入院となった．入院して2週間後に患者の受け持ちとなった．
肺炎の所見と治療状況：
　胸部X線検査にて右肺全体の陰影があり，酸素マスク吸入3L．現在は経鼻カニューレ1Lに変更されている．中心静脈栄養は入院時から行われているが，カテーテル類の抜去の可能性があるということで身体拘束（両手のミトン装着）が施行されている．「看護師さん，手が動かない，つらいから外してください」と何度も訴えている．

看護計画：問題点「身体拘束による不快・苦痛がある」
[具体策]
1. 身体拘束を解除し，患者の側で1時間観察してカテーテル類を抜く行動の回数を測定する．
2. 中心静脈栄養のカテーテルは目につかないよう，自宅でよく着ていた寝衣にカテーテルを通す部分を取りつける（図参照※ここでは省略）．　〔図に示すとわかりやすい〕
3. 詩吟を午前，午後各1回，イヤホンで聴いてもらう．

看護の実際：　〔結果（事実の結果）を記述する〕
1. カテーテルを抜く行動の回数
　　身体拘束を解除し，患者の側で1時間観察してカテーテル類を抜く行動の回数を測定した結果，受け持ち期間の前半の3日間の平均値は1時間中6回あったが，それはすべて経鼻カニューレであった．中心静脈栄養カテーテルには触れなかった．そのため，看護師と協議して受け持ち1週間後に身体拘束が解除となった．その後，カテーテル抜去はみられなかった（表参照）．　〔カテーテル類を抜く行動回数の変化は表に示すとわかりやすい〕
2. 寝衣の工夫
　　娘さんに日頃よく着ていた寝衣を持ってきていただき，カテーテルを通すループを縫いつけた．本人は寝衣の柄をみて喜び，柄に示された犬をみて，「これヒロちゃんよ」と笑顔がみられた．カテーテルに手がいく行動はみられなかった．酸素カニューレにも手が触れることもなくなった．（略）

表7 続き

3. 詩吟の効果

詩吟を聴いていただくと，大きな声でB氏も歌われた．歌唱中，SpO_2 の値も低下しなかった．医師と言語聴覚士による嚥下機能検査の結果，経口摂取が開始された．（略）

考察：

身体拘束される患者は認知症をもつ高齢者が多いとの報告がある[1]．また，拘束される理由は転倒転落やカテーテル類抜去といわれている[2]．B氏もアルツハイマー型認知症をもち，酸素吸入や中心静脈カテーテルが挿入されていたため身体拘束の適応になっていた．身体拘束に代わる先行ケアとして「カテーテル類が目につかないように工夫する」[3] がある．今回，これを踏まえて，なじみの寝衣にカテーテルを通す専用ループを縫いつけた．この方法は先行研究にはない独自の工夫点であった．結果として，寝衣の柄に興味をもったため，カテーテル類には手がいかず抜くことはなかった．（略）

> 文献を使って考察をまとめる．効果があったのかどうか，その原因は何が考えられるか検討の記述を行う

表 カテーテル類に対する行動観察の結果

	中心静脈カテーテルに手が触れた回数	中心静脈カテーテルを抜いた回数	酸素吸入に手が触れた回数	酸素吸入を抜いた回数	看護介入
1日目	2	0	6	3	
2日目	2	0	6	3	
3日目	1	0	6	2	
4日目	0	0	4	0	寝衣の工夫
5日目	0	0	4	0	
6日目	0	0	3	0	
7日目	0	0	2	0	身体拘束解除
8日目	0	0	2	0	詩吟鑑賞開始
9日目	0	0	2	0	経口摂取開始
10日目	0	0	2	0	
11日目	0	0	2	0	
12日目	0	0	—	—	酸素吸入中止
13日目	0	0			
14日目	0	—	—	—	中心静脈栄養中止

—：測定なし

ステップ 1
ステップ 2
ステップ 3
ステップ 4
ステップ 5
ステップ 6
ステップ 7

WORK▼7

　　あなたが行うケース・スタディの結果は，どのように示しますか？

　例）結果については，看護計画の介入期間に沿って，まず，看護の工夫した点と患者さんのご飯の摂取量
　　　を表にまとめました．そして，それに沿って，患者さんの体重や言動をまとめました．

	介入前	介入1日目	2日目	3日目	4日目	5日目
看護の工夫点	お茶碗は白色	お茶碗を白色から黒色へ				
ご飯の摂取量（昼食を含む）	30%	50%	60%	60%	100%	100%
体重	40kg					42kg
言動	「ご飯いらない」	「これご飯なの？」	「ご飯食べる」	「ご飯おいしいね」	「全部食べたよ」	「ごちそうさま」

WORK▼8

　　研究をサポートしてくれた人への謝辞を書いてみましょう．

　例）本ケース・スタディをまとめるにあたり，お世話になりましたA様，ご家族，職員の皆様に心から感
　　　謝いたします．

ケース・スタディとしてさらにレベルを上げるには，学術論文，各種学会誌に掲載されている原著，研究，事例研究，事例報告，ケース・スタディなどの論文を読んでいきます．自分がまとめようとする事例の看護計画に取り入れる部分や新規性，根拠を抽出して引用文献として活用します．

引用文献の記載法は投稿規定に則して，ハーバードスタイルやバンクーバースタイルなどがあります．引用文献のルールについては，Step 2-2（p.21 ～ 30）を参照ください（**WORK▼9**）．

事例報告

ここまで，ケース・スタディのまとめ方について説明してきましたが，最後に事例報告のまとめ方を提示します．学会誌には事例研究（ケース・スタディ）より，事例報告，症例報告という論文の種類が多くみられます．最も参考になるのは，その学会誌に掲載されている事例報告，症例報告です．形式や文章の書き方などを真似てまとめていきます．**表9**に具体例を示しているので参考にしてください．

WORK▼9

研究に使った文献をまとめましょう．また，その中から必要な引用文献を選択しましょう．

例）（○○学会誌の投稿論文の規定に従ってまとめました）
1. 内田陽子，老年看護学，○○出版，東京，p.15-30，2018.
2. 田島玲子，内田陽子，訪問看護の事例と対応方法，日本○○学会誌，3（4）：35-50，2016.
3. 有田美香，田辺紘一，腎不全の患者の透析の適応，日本○○学会誌，3（5）：20-25，2020.
4. 斎田裕子，小林洋子，高齢者腎不全患者の栄養，栄養科学○○誌，4（3）：5-10，2014.

以上の文献の中で 1 以外は必要な引用文献として選択します．

表9　事例報告のまとめ方の例

論文構成項目	例	要点
テーマ	帰宅願望を頻回に訴える終末期男性高齢患者の退院調整	・事例の特徴と看護がわかるように記述する．できるだけ1行に収めるが，2行になる場合，サブタイトルをつける． ・キーワードを含んで表現する．
はじめに	自宅死を望む者は多いが，実際に自宅で亡くなる者は少なく，病院で亡くなっているのが現状だとの報告がある[1]．今回，「家に帰りたい」と頻回に訴える終末期高齢男性を受け持つ機会を得た．中心静脈カテーテル挿入中であったが，医療処置をしていても在宅療養は可能であるという報告があった[2-5]．これによると在宅療養を実現するためには，訪問看護や往診医の導入，介護保険サービスが必要となる[2-5]． 　そこで，今回，帰宅願望を頻回に訴える終末期男性高齢患者の退院調整について報告する．	・なぜ，この事例を選択したのか，このテーマに取り組んだのか，動機，リサーチ・クエスチョンを明記する． ・自分の体験だけでなく，文献も引用して記述する． ・研究でなく，事例（症例）報告の場合は，「今回，～の報告をする」でまとめる．事例研究（ケース・スタディ）の場合は，「～を目的とする」と目的を明記したほうが望ましい．
事例紹介	C氏，80歳代後半の男性，腸閉塞の腸内壊死の診断を受ける．経過は2018年腎不全の診断を受けるが透析は拒否してきた．2020年10月，胃からの出血があり内視鏡で止血されたが，多臓器不全のため，終末期であることを医師から本人，家族に説明した．11月に再び出血し，入院して輸血が行われたが，「家に帰りたい」との訴えが頻回にみられた．主介護者は妻（80歳代後半）．家族構成は妻と二人暮らしである．自立度ランクC，要介護1の認定を受けている．	・実名，イニシャルは書かない．個人が特定できる情報は書かない． ・主診断名，経過も個人が特定されないように配慮しながら文章にまとめる． ・テーマを軸にして，必要な事例の紹介を記述する．例では終末期の経緯と，在宅療養のため，必要な家族や介護度などの情報を明記している．
看護の実際（看護計画と実際）	**Ⅰ．アセスメント** 　終末期で多臓器不全という医師の説明により，根治治療は困難な状況がある．認知機能テストは30点で正常であったため，帰宅願望は本人の正常な判断で明確な意思である．アドバンス・ケア・プランニング（ACP）では本人の意思を明らかにしてケアを考えることが必要である[5]． 　家族アセスメントシート[6]で分析した結果，妻に過剰な負担がかかることが判明した．（略） **Ⅱ．看護計画** **問題点** ＃1．消化管での栄養吸収が困難なため，中心静脈栄養が必要であるが，妻が高齢のため自宅での管理が困難 ＃2．寝たきりの生活になるため，日常生活全般の介護が必要となるが，妻への負担が重くなる ＃3．自宅での死の可能性が高いが，妻はどう対応してよいかわからない	・アセスメントの記述が必要な場合と，必要でない場合があるので，ケース・バイ・ケースで対応する． ・得られた情報をもとにどうアセスメント（判断，解釈，分析など）したのか説明する．文献を加えると説得力が増す． ・情報を示して，自身の判断（解釈・分析などを含む）を記述する．単なる情報の羅列にならないようにする． ・問題点は疾病に関連し，患者や家族のデータを理論でアセスメントした結果のもの，問題解決が看護で可能なものを検討して1点～数点挙げる． ・思いつきの問題点ではない． ・問題点でなく，患者のニーズを挙げてもよい．この場合，「～したい」と表現する．

表9　続き

論文構成項目	例	要点
看護の実際（看護計画と実際）	**具体策** ①観察計画 ・本人のバイタルサイン，体調を観察し，終末期でも安定期になるかどうか確認する． ②直接ケア計画 ・毎日の食事は上体 30° 挙上，口腔ケアは電動歯ブラシで吸引，清拭は熱いお湯で入浴剤使用，排泄はその都度，洗浄を行い，心地よい方法に努める． ③教育・相談計画 ・本人の個室で妻，ケアマネジャー，担当医師，看護師，ソーシャルワーカとともに家に帰るためのカンファレンスを行う． ・入院中に簡単なカテーテル操作を，実技とパンフレットを用いて妻と練習する． ・ケアマネジャーが訪問看護サービスを紹介し，自宅で療養するための準備を行う．紹介された訪問看護師は医療保険で 24 時間加算できるように入院中に受け持ち看護師と話し合い，主治医からの指示書を受ける． ・ケアマネジャーは電動ベッド，ポータブルトイレ，訪問介護など介護保険サービスを手配し，退院時には利用できるよう導入する． ・病院から自宅に移動する場合は，病院看護師と訪問看護師同乗のうえ介護タクシーを使う． ・緊急時連絡先を明記したオリジナルステッカーを自宅の目につく場所（玄関と電話機，患者の部屋）に貼る．	・具体策は計画の表記でもよい． ・具体策には①観察計画，②直接ケア計画，③教育・相談計画があるので，それらを意識して記述する．「①観察計画，②直接ケア計画，③教育・相談計画」と表記してもしなくてもよい． ・第三者がみても想起しやすく，追試できるように記述する． ・テーマの具体的な方法を具体策で示す． ・誰に向けたケアなのか，看護師だけでなく他職種も行うのか，主語と具体的な行動も含めた具体策を記す． ・同じような事例に読者が遭遇した場合，具体的に行動できるような，役立つ具体策を提示する． ・悪い具体策の例：「他職種で退院調整を行う」　←これだけでは抽象的で第三者が追試できない． ・新規性のあるオリジナルな具体策もあると研究的である．
	評価方法 自宅に帰ることができたか，自宅での療養生活継続の日数および終末期の満足度調査[7)]を遺族（妻）に行う．	・評価方法は記述しても，しなくてもよい．評価方法があれば効果の評価が可能となる．
	実践 カンファレンスを行った結果，妻から，「いろんな人が助けてくれるので安心しました」といわれた．毎日，妻は看護師とカテーテルの操作を練習した結果，できるようになった．入院中からケアマネジャーが訪問看護や介護保険のサービスを準備してきたため，退院日にはすべてを利用できた．病院から自宅も事故なく体調不良もなく移動できた．本人は，「ありがとう．家に帰れて幸せだ」と何度もいっていた．（略） 自宅療養２か月後に妻，訪問看護師，往診医に看取られ亡くなった．訪問看護師の妻へのグリーフケア時に満足度調査を行った結果，満足したとの結果が得られた．	・看護の実践過程について記述する．看護計画の実践や患者，家族の反応，状態の変化，どのような状況になったのか，経過を記述する． ・事実のデータ（患者の言動や観察，行動など）を使ってまとめる． ・図表なども提示するとよりわかりやすい．

表9　続き

論文構成項目	例	要点
考察	本事例は帰宅願望を頻回に訴え，その本人の意思を実現できた事例であった．実現できた看護の要因に焦点を当てて考察を述べる． 1．患者，家族の意思の明確化 　今回，患者本人の個室で本人と家族の参加のもと医療と介護のチームでカンファレンスを行ったことが，本人の意思実現に向けての原動力になったと考える．○○らは，本人参加の場合，ACP が推進されやすいと述べている [8]． 　したがって，今回のカンファレンスは有効であったといえる．（略）	・考察の焦点を挙げて，見出しをつけるとまとめやすい． ・実践した看護の意味を考え記述する． ・実際の看護に対して，自分の解釈，判断などの考え（有効な看護だったのか，患者や家族にとって満足いく看護だったのか，どうして患者家族はこのような反応を起こしたのか原因探求など）を展開する．文献を使うと，自分の考察の信憑性が高まる．
おわりに（まとめ）	帰宅願望を頻回に訴える終末期男性高齢患者の退院調整では，本人の参加のもと多職種でカンファレンスを開催し，医療と介護のサービスの導入を早期に行った．このことにより，本人の意思が実現でき，死後も遺族の満足度は高いものとなった．	・テーマに沿って，事例報告の内容を簡潔にまとめる． ・実際や考察に書いていないことを書いてはいけない．
謝辞	本事例をまとめるにあたり，A 様とご家族の方々に深く感謝いたします．	・必要な人への謝辞を記述する．指導教員などは氏名を記述する場合がある．この場合は教員に了承を得る．
引用文献	1）～8）（規定のルールに沿って記述）．	・投稿規定にある文献の書き方のルールに沿って記述する． ＊この事例は架空のものを設定しているので文献は明記していません．

引用文献
1）齋藤凡：看護学における事例研究の位置づけの現状と査読基準．看護研究 53（4）：276-282，2020．
2）山本則子：看護実践に関する事例研究の査読基準を考える「ケアの意味をみつめる事例研究」の開発を通じて．看護研究 53（4）：270-274，2020．

文献研究をしてみよう

Step 5

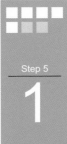

Step 5

1 文献研究と研究テーマの絞り込み

- 文研研究とは何かについて説明できる.
- 文献研究を行うための研究テーマを絞り込むプロセスを理解できる.
- 研究の問い, 研究疑問, 研究目的, 用語の操作的定義を設定できる.

文献研究とは

文献研究とは, あるテーマについて過去に発表された研究論文を検索し, 複数の研究結果を整理, 統合してまとめる研究です. 文献レビュー (Literature Review) とも称します.

選択する基準を決めて研究対象となる文献を検索し, 集めた文献をよく読んで, その妥当性も評価しながら文献の研究結果を整理していきます. 検討したいテーマについて質の高い複数の研究を系統的に分析することによって, 看護実践の根拠を示すことができます.

ここでは, A さんの卒業研究, という設定で文献研究について解説していきます. A さんは, 卒業研究で「退院支援」について文献研究に取り組むことになりました. A さんがどのように研究に取り組んだのか, 一緒に文献研究の方法について学んでいきましょう.

研究テーマの絞り込み

1 研究の動機と背景

最初に, 研究で明らかにしたいことを絞り込んでいきます. 今あなたが気になっていることは何ですか？ 頭のなかでぼんやり考えていても進みません. 思いつくままに文字にすることから始めましょう.「実習で気になったこと」「なぜだろうと思ったこと」「授業で興味をもったこと」「もっと知りたいと思ったこと」「わからないこと」あるいは「最近のニュースや話題, 本のなかから看護に関係することで調べてみたいと思ったこと」などを自由に書いてみましょう. 同時に, あなたはなぜそれについて知りたいと思ったのでしょうか.

Aさんは, 実習で担当した患者さんの退院指導にかかわりましたが, 退院準備がなかなか進まなかったという経験がありました. そ

れが動機です．指導教員からは退院支援について学修を深めるようアドバイスを受け，退院支援について関心をもちました．このように実習で経験したこと，あるいは授業で学んだことなどから関心をもったなど，動機も書いてみてください（**WORK▼1**）．

さて，あなたの「気になること」は，社会的な背景としてどんな位置づけになるでしょうか？　あなたの「気になること」の背景に何があるのか深く調べてみましょう．

Aさんの例では，「超高齢社会のなかで地域包括ケアシステムの構築が求められている．退院後自宅でのその人らしい生活を維持するには，退院から在宅へスムーズに移行できるよう退院支援が必要である．……」などです（**WORK▼2**）．

WORK▼1

気になること＆動機：

WORK▼2

研究の背景：

ステップ1 ステップ2 ステップ3 ステップ4 ステップ5 ステップ6 ステップ7

2　研究の問い（クリニカル・クエスチョン）

研究テーマについて，もう少し掘り下げていきます．退院支援について知りたいこと，わからないことは何ですか？　自分の言葉で短い箇条書きで構いませんので，気になること

との何がわからないのか「問い」をつくってください．A さんの例では，退院支援の内容はどんなことがあるのだろう？　退院支援が困難な理由には何があるのだろう？　という感じです．なお，臨床現場での「問い」のことを「クリニカル・クエスチョン」とも表現されています（**WORK▼3**）．

WORK▼3

問い（クリニカル・クエスチョン）：

3　研究疑問（リサーチ・クエスチョン）

問い（クリニカル・クエスチョン）を研究疑問（リサーチ・クエスチョン）に変えていきます．研究疑問とは，研究によってどのような問題を明らかにしたいのかを示すものです．研究疑問は研究目的を示すものでもあります．明快な疑問ほど明快な結果を導きます．研究の目的は，あなたが気になった疑問に「答え」を出すことです．ですから，答えが出しやすい疑問にするのがポイントです．

次の視点から研究疑問をつくりましょう（**表 1**）．

①**誰の？**：対象となる主語は誰でしょうか．A さんの例では退院患者さん，あるいはもう少し絞って認知症の退院患者さん，介護を必要とする退院患者さんなどです．

②**何が・何は？**：気になることの焦点です．A さんの例では退院を困難にしているもの，退院支援として必要なこと，退院支援の方法などです．

③**どうなのか？**：どんなことがあるのか，どんなことが影響しているのか，別の対象とくらべて違いがあるのか，効果があるのか，課題は何か，などです．

これらをつなげると研究疑問になります．さあ，あなたの研究疑問をつくってみてくだ

表1　Aさんの研究疑問〈例〉

①誰の?	②何が・何は?	③どうなのか?
退院患者さんの	退院支援の方法には	どんなものがあるのか
退院する認知症の患者さんの	退院を困難にしているものは	どんなことがあるのか
高齢者の患者さんに	必要な退院支援は	高齢者以外の人とくらべて違いがあるのか
退院患者さんに対する	退院支援によって	どんな効果があるのか

WORK▼4

研究疑問：

①誰の?	②何が・何は?	③どうなのか?

ステップ1 ステップ2 ステップ3 ステップ4 ステップ5 ステップ6 ステップ7

さい（**WORK▼4**）.

4　研究目的

　研究の目的は，研究疑問に答えを示すことですから，研究目的と研究疑問は一致していなければなりません．作成した研究疑問をアレンジして「〜について明らかにすること」などの表現にすると研究目的になります.

　Aさんの例では，「退院患者さんに対する退院支援方法について明らかにする」，「認知症患者さんの退院を困難にしている要因は何かを明らかにする」，「高齢者への退院支援として必要なことを高齢者以外の患者さんと比較することによって明らかにする」，「退院支援がもたらす効果について明らかにする」などです．さらに研究疑問について明らかにしたうえでどうしたいのか，「高齢者への退院支援における課題を検討する」などをつけ加えてもよいでしょう.

　あなたの研究疑問をアレンジして研究目的を書いてみましょう（**WORK▼5**）.

5　用語の操作的定義

　研究疑問・研究目的に含まれるキーワードについては，定義づけを行っておきます．Aさんの例では，「退院支援」がテーマであり

WORK▼5

研究目的：

用語の操作的定義：

キーワードですが，この研究で，「退院支援」をどのようにとらえるのかをはっきりさせておきましょう．

　Aさんは，退院支援とは，「患者さんやご家族が退院後も安心して療養を続けることができるように，セルフケアのための退院指導や退院後のサービスの調整など，在宅（または自宅に準じる生活の場）への移行支援を行うこと」と定義づけしました．

　研究を行う人と研究論文を読む人が重要な

用語についてバラバラにとらえないように，「○○とは何か」と，とらえ方を統一します．一般的なとらえ方ではなく，自身の研究においては，このようにとらえます，と操作的に定義するのです．

　文献研究では，用語の操作的定義はその論文があなたの研究対象となるかならないか，文献を検索する時や文献を選ぶうえでの基準にもなります．

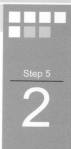

Step 5

2 文献研究の方法

ステップ 1
ステップ 2
ステップ 3
ステップ 4
ステップ 5
ステップ 6
ステップ 7

Step 5-2
学習目標

- 文献研究の方法について理解できる.
- 文献研究を行うために文献検索を行い，研究対象となる文献を選定できる.
- 対象文献を整理し，研究疑問に沿って内容を分析できる.

研究対象

　文献研究の対象は，人ではなく「文献」です．用語の操作的定義で定めた定義の内容にあった文献を対象にします．看護研究で扱う「文献」とは，基本的には学術論文です．論文の種類には，原著論文，研究報告，資料などがあります．会議録は，学会発表時の抄録（要旨）であり情報量が少ないもので，原則としては対象には含めません．総説（文献レビュー）は，先行研究を整理した文献研究にあたります．特集記事は，実践に基づいて特定の話題について説明したり，専門的知識を解説したりしている記事です．学会が発行している学術雑誌や出版社が発行している看護学雑誌に掲載されています．これらは研究対象にはしませんが，そのテーマについてどんな研究があるのか，どんなことが課題になっているか，あるいは実践されているのか，研究を進めるうえでとても参考になりますので，ぜひ読んでください．

文献検索の方法

　文献検索を行うにあたり，検索用語，検索期間，検索ツール，検索場所などを決めておきます．

1 検索用語

　対象となる文献を見つける文献検索をします．**研究疑問**に基づいて文献を検索しましょう．研究疑問をもう一度確認してください（p.171，**表 1**）．①【誰の】にあたる研究の対象者，②【何が・何は】を検索用語にします．③【どうなのか】は適宜，含めてください．A さんの退院支援をテーマにした例で説明しましょう．研究疑問「①高齢患者さんの②退院支援の方法には③どんなものがあるのか」の場合，「①高齢患者さん」から「高齢者」，「②退院支援の方法」から「退院支援」を検索用語にします．

　次に**用語の操作的定義**を確認します．A さんの用語の操作的定義では，退院支援を「患

者さんやご家族が退院後も安心して療養を続けることができるように，セルフケアのための退院指導や退院後のサービスの利用などの調整など，在宅（または自宅に準じる生活の場）への移行支援を行うこと」と定義づけしたのでしたね．この定義づけでは「退院支援」に「退院指導」や「退院調整」，「移行支援」などが含まれるので，検索用語を「退院支援」，「退院指導」，「退院調整」，「在宅移行支援」としました．文献検索の検索式は「高齢者」AND（「退院支援」OR「退院指導」OR「退院調整」OR「在宅移行支援」）となります．AND 検索は「かつ」，OR は「または」です．詳しくは Step 2 の 2（p.21）を参照してください．もし，【誰の】が「認知症のある患者さん」であれば，「認知症」を加えて検索します．

テーマに関する文献をもれなく検索するには，検索用語は関連する用語も含めて多めに設定しておき，後から不要な論文を削除していくほうがよいでしょう．

2　検索ツール

検索ツールとして，文献データベースを利用します．研究対象となる文献をオンラインで探せるツールです．

国内文献では，CiNii，医中誌 Web，最新看護索引 Web などがあります（p.22，**表 1**）．CiNii は国内論文を無料で検索できるデータベースです．自宅から PC で誰でも利用できます．医学中央雑誌 Web 版，最新看護索引 Web は利用する図書館が契約している場合に利用できます．所属している施設での契約がない場合は，公立の看護系大学の図書館を利用する方法もあります．利用にあたっては学生証などの身分証明書が必要になります．学外者として利用する場合は，必要な書類や

文献検索データベースの利用に制限がある場合もありますので，事前に問い合わせてみてください．

海外文献では，PubMed，CINAHL などが代表的です（p.22，**表 1**）．PubMed はどこでも無料で利用できます．英語が得意な人はもちろん，苦手な人でも無料で使える翻訳ソフトが多数ありますから，それを使いながら英語文献も検索してみてください．これらの文献データベースを複数組み合わせて検索しても構いません．

3　絞り込み条件

文献データベースを利用して文献を検索するには，検索用語の適用条件を決めておきましょう．文献データベースを利用する場合は，「詳細検索（Advanced）」で出版の時期や論文形式（記事区分）など，検索の条件を付して検索できます．

a　出版の時期

たとえば，最新 10 年間（〇年〇月～〇年〇月まで）というように，いつ出版された文献を対象とするのかを決めておきます．そのテーマが，いつ頃から話題になり文献が増えてきたのか，その動向を知るために 1 年ごとに区切って検索し，検索件数をグラフにする方法もよく用いられています．

b　検索範囲

検索論文が多すぎる時は，検索用語がどこに含まれたら検索するかも決めておきましょう．医学中央雑誌 Web では，デフォルト設定だとデータベースに含まれるすべての中に用語が含まれると検索されます．タイトル＋抄録（Title + Abstract）に設定しておくと

ステップ1

ステップ2

ステップ3

ステップ4

ステップ5

ステップ6

ステップ7

よいでしょう．検索された論文が少ない時は，検索範囲や用語を増やしてみましょう．

c 記事区分

対象とする文献の種類の条件も決めておきます．基本的には学術論文を対象とします．医学中央雑誌 Web 版では「原著論文」「会議録を除く」にチェックを入れておくとよいでしょう．前述したように，学術論文の種類には原著論文，研究報告，資料などがありますが，学術論文は記事区分としてはすべて「原著論文」に入ります．なお，医学中央雑誌 Web 版では「看護文献」を条件とすることも可能です．

4 検索件数の記録

どのような条件で検索したのか，検索方法は論文を書く時に必要になります．どんな条件で何件の文献が検索されたのか，検索用語，検索ツール，検索条件（①出版の時期，②検索範囲，③記事区分），検索件数，検索日は必ず記録しておいてください（**図1**）．

5 文献の入手

文献データベースでは，著者，論文タイト

ル，掲載誌名，巻（号），ページ，発行年，論文の種類などが示されています．これに抄録が載っている場合もあります．また，直接電子ジャーナルにリンクが貼られている場合は，論文の PDF が公開されています．リンクされていない場合は，図書館で取り寄せてもらいましょう．

6 文献の選定

文献の選定は，次の3段階で行います．

第1段階では，複数の検索ツール（医学中央雑誌 Web や最新看護索引 Web など）で検索した場合，重複する文献があるので，それを除外します．

第2段階では，検索結果に示された論文のタイトルや抄録（要約・要旨）を読んで，研究対象の論文であるかを判断します．その文献（研究論文）の研究対象者は条件に合っているか，あなたの研究疑問に対する結果が示された研究であるか，特集や総説，会議録ではないかなどをチェックします．文献研究の結果として，設定した条件で検索された多数の文献から，「除外基準」として何を基準に除外したのかを示す必要があります．何となく対象から除外した，ではなく除外した理由を「除外基準（あるいは選定基準）」としてはっ

検索用語　_____
検索ツール　_____
絞り込み条件　_____
　①出版の時期　_____
　②検索範囲　_____
　③記事区分　_____

除外基準

図1　検索条件の記録

きりさせておきます.

　第3段階では,集めた文献の全文をよく読んで,除外基準に基づいて対象とするかを最終判断します.

7 データの分析

a 文献を整理する

　対象論文の著者名,論文タイトル,掲載誌名,巻（号）,ページ,発行年の一覧表を作成しましょう.表計算ソフト Excel を用いて文献の一覧表を作成することができます（**図2**）.

　1行目に整理する項目を入力します.1列目に文献 No,2列目以降は適宜列を挿入して,論文の情報を一覧表にします.論文タイトル,著者,掲載誌名,巻（号）,ページ,発行年までは引用文献リストを書く時にもそのまま使用できる項目です.続いて研究目的,研究方法,対象者などの項目を設定します.対象者には,条件と人数などを,研究方法に

は,質的研究,量的研究（主な統計手法名も）,事例研究などの分類や具体的な方法を示します.Step 2 の2 **表3**（p.24）のように,研究目的,研究方法,対象者に加え,結果まで記載し,要約としてまとめる場合もあります.自分が整理しやすいように,項目立てをしてまとめましょう.

b 文献内容を分析する

　研究結果の内容を研究疑問に沿って分析していきましょう.研究結果を読んで,あなたが定めた研究疑問について答えになるような結果をピッアップしていきます.A さんの研究疑問の場合「①高齢患者さんの②退院支援の方法には③どんなものがあるのか」の答えになる研究結果を抽出し,Excel の表に入力します（**図3**）.データ分析の方法は,あらかじめ研究結果の枠組みを決めておく**演繹的な方法**と,研究結果から答えとして何があるかを導き出す**帰納的な方法**があります.

文献 No	論文タイトル	著者	掲載誌名,巻（号）,ページ	発行年	研究目的	研究方法	対象者
1							
2							
3							
4							
5							

図2　文献一覧表の例（1）

文献 No	支援方法	支援看護師	連携職種	在宅サービスの導入	支援の課題
1					
2					
3					
4					
5					

図3　文献一覧表の例（2）

1）演繹的手法

演繹とは，あらかじめ，研究疑問に対する答え（結果）について何があると考えられるのか枠組みを決めておく方法です．ある程度何があるか予測がつく場合に適用できます．

Aさんの例では「退院支援」について事前に参考図書や特集記事，総説（文献レビュー）を調べた結果，退院支援はさまざまな「方法」（入院時スクリーニングや退院支援システム，退院前カンファレンス，訪問看護師との同行訪問など）によって，「支援看護師」（退院調整看護師の活用や病棟看護師）が，「連携職種」（MSW，訪問看護師，訪問診療医，リハ職など）と協働しながら，「在宅サービス」（訪問看護，訪問介護，通所介護，福祉用具など）の導入や「意思決定支援」（家族への情報提供や傾聴による退院後の生活に関する意思決定を促す支援）をしていることや「支援の課題」があることが事前にわかりました．そこで，これらを整理する分析枠組みとして，対象文献に書かれている結果を一覧表にあてはめていきます．

分析枠組みとして理論を用いることが可能な場合もあります．たとえば，ICF（国際生活機能分類）や中範囲理論のセルフケア不足理論（Orem），危機理論（Fink）などを枠組みにできないか検討してみましょう．

2）帰納的手法

帰納とは，個から一般概念をつくり上げることをいいます．たとえば，退院支援の課題に該当する複数の研究結果から，課題として何があるのかを帰納的に分析していくこともできます．質的研究で行われる質的帰納法や内容分析の手法（p.58参照）によってカテゴリー化していきましょう．

研究内容の記述から，研究疑問に対する答えを示す結果が書かれている論文の文章を，本章では切り取った「記述データ」とします（Aさんの例では対象論文から「退院支援の課題」について書かれた文章です）．Excelで作業するのならば，1つの記述データを1つのセルに貼り付けます．その記述がどの論文のものかわからなくならないように，文献

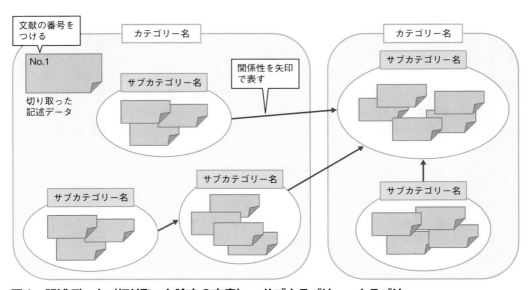

図4　記述データ（切り取った論文の文章）→サブカテゴリー→カテゴリー

番号をつけておきましょう．記述データの内容を解釈しながら意味内容の類似性に従って分類し，類似している記述データをまとめてカテゴリー化します．カテゴリーを作成したらカテゴリー名をつけましょう．カテゴリー数が多いようだったら，カテゴリーを複数まとめて，さらに上位のカテゴリーにまとめます（サブカテゴリー→カテゴリー）．

　さらに，得られた結果を図式化することもあります．それぞれの枠組みやカテゴリー間の因果関係や時系列などを示したい場合に行いましょう．看護過程の展開において関連図を描きますが，そのイメージで，研究疑問に対する答えについて図を作成して示すのも一つの方法です（**図 4**）．

倫理的配慮

　人を対象とした研究では，対象者の人権を守るために倫理的な配慮が必須です．文献研究の場合は，対象が文献（研究論文）ですから，倫理的な配慮は必要としません．しかし，発行物には著作権がありますので出典を明記する必要があります．また，それぞれの論文の著者への敬意として，分析にあたって論文内容を正確に読み取り，論文を不用意に批判することのないよう配慮してください．

---

column　文献検討と文献研究

1．あらゆる研究の基礎である文献検討

　文献検討は，いかなる研究においても必要な研究プロセスの一つです．研究を行うにあたり，研究テーマについて，これまでどのような研究がされていたのかをしっかり調べておく必要があります．その研究の積み重ねの上にあなたの研究が乗っているのです．昔と違って，現在は Web 上のデータベースを用いて検索効率が格段に上がりました．無料で使える翻訳ソフトも性能があがり，英文読解に自信がない人でも英語論文の内容を知ることができます．論文の取り寄せも電子ジャーナルが増え，クリック 1 つで全文を無料で閲覧できる論文が増えています．研究するうえではもちろん，臨床の場で看護のエビデンスを確認するためにも大いに活用してほしいと思います．

2．文献研究は文献検討とどう違うのでしょうか？

　テーマに関する既存の文献情報を集めて整理するという点では，同じ作業を行います．文献研究は，研究方法の一つですから，「科学的」に進めることが大切です．文献の抽出方法と選定基準を定め，そのとおりに行えば同じ文献が検索されるような再現性も確保します．対象とした論文の研究方法や結果は科学的に適切かを注意深く読み込む必要があります．それぞれの対象論文の結果を統合し，研究疑問に対する総合的な知見を新たに導き出します．それを論文としてまとめる文献研究は，とても質の高い重要な研究であるといえるでしょう．

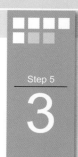

Step 5

3 論文の作成

ステップ1

ステップ2

ステップ3

ステップ4

ステップ5

ステップ6

ステップ7

Step 5-3
学習目標
- 文献研究の論文の書き方を理解できる.
- 書き方に則って，タイトル，緒言，方法，結果を示すことができる.
- 得られた結果から考察し，論文を仕上げることができる.

論文の構成

　論文は，緒言（はじめに），研究方法，結果，考察，結論，引用文献で構成されることが多いですが，決められた投稿規定に従って適宜小見出しをつけてください.

1 タイトル（表題）

　タイトルは，研究疑問や研究目的に合わせます. タイトルだけで研究の内容がわかるように，研究疑問に含まれる①【誰の】，②【何が・何は】，と適宜③【どうなのか】を含めると内容が想像できるタイトルになります. これに文献研究であることがわかるように「～に関する文献研究（または文献レビュー・文献検討）」としましょう. 研究疑問が，「①高齢患者さんの②退院支援の方法には③どんなものがあるのか」であれば，①【誰の】，②【何が・何は】を使って「高齢患者に対する退院支援方法に関する文献研究」という具合です. もっと詳しく内容を示したい場合は，副題をつけてもよいでしょう.

2 緒言（はじめに）

　論文の冒頭となる部分です. ここでは，研究の背景に何があるのか，なぜ研究をしたいと思ったのか，研究の動機や研究の意義を述べます. 研究の背景は，たとえば前述の退院支援に関する例であれば，退院支援が必要とされる社会情勢から入ります. 超高齢社会であることや地域包括ケアシステムの構築が進められていること，在院日数の短縮化などの**社会的背景**をあげ，そのなかで今何が課題になり，何が求められているのかなど**研究の必要性や意義**を述べます. 参考図書や特集記事，総説，研究論文を示しながら述べていきましょう. そして，あなたがなぜこのテーマ（A子さんの例では「退院支援」）に関心をもったのか，動機につなげていきます.

　最後に目的をはっきり述べます. 緒言（はじめに）は，研究目的を説明するためのものです. この研究目的を読んだ時に，「え，どうしてこの目的になるの？」と疑問をもたれないよう，「そうか，だからこの目的で研究

をするのですね」と納得できるように論旨を進めましょう．さらに，研究目的や研究疑問に含まれる重要語である①【誰の】，②【何が・何は】とは，あなたの研究では何をさすのか，用語の操作的定義として補足します．

3 方法

　方法は，文献検索の方法と分析方法について述べていきます．どんな検索ツールを使って，文献をどのように選んだのかを明記します．文献検索の選択プロセスを図に表すとわかりやすくなります（**図1**）．

a 文献検索方法

　医学中央雑誌 Web（バージョンも入れる）など用いた検索ツール，検索用語，検索条件として出版の時期や検索範囲，記事区分について述べます．たとえば，「文献データベー

ス○○を用いて，検索式を『高齢者』AND（『退院支援』OR『退院指導』OR『退院調整』OR『在宅移行支援』）とし，○○年〜○○年に発刊された原著論文を検索した」などとします．

b 文献の選定方法

　a の方法で検索した文献が何件あり，そこから除外基準に従って何件を除外し，最終的に何件の文献を対象としたのかを述べます．

4 結果

　結果は，分析対象とした文献の動向や概要，研究内容について図表を用いながら示します．

a 文献の概要

　文献の概要を示すために，論文情報として整理した表を示し，対象とした文献では，どのような研究目的で研究されていたのか，どのような対象か，どのような研究方法があったのかを述べていきます．対象文献の一覧表を結果に用いましょう（**図2**）．また，絞り込み条件の出版の時期を1年ごとに区切って検索すると，テーマとした文献数の年次推移をグラフで示すことができ，その動向がわかりやすくなります（**図3**）．

b 文献の研究結果の分析結果

　研究疑問に対する結果を示す部分です．分析結果を表に表しましょう．枠組みをあらかじめ定めて分析した演繹法による場合は，その枠組みを列に表の中に組み入れていきます．Aさんの例では，退院支援の方法について各文献ではどのような結果が得られたのかを示していきます（**図4**）．

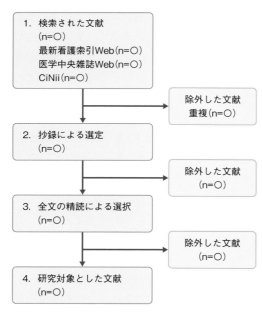

図1　文献選定プロセスの表示〈例〉

表○　対象文献の概要

文献No	論文タイトル	著者	発行年	研究目的	研究方法
1					
2					
3					

図2　対象文献の表の示し方〈例〉

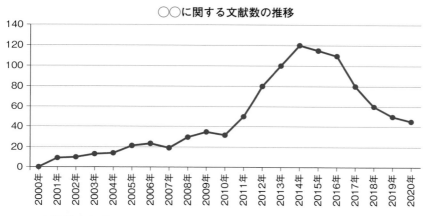

○○に関する文献数の推移

図3　文献数の推移の示し方〈例〉

表○　高齢患者に対する退院支援方法

文献No	支援方法	支援看護師	連携職種	在宅サービスの導入	支援の課題
1					
2					
3					

図4　演繹法による分析の場合〈例〉

　帰納的に分析した場合は，カテゴリー，サブカテゴリー，記述データの一覧表を示します．記述データは数が多くなるようだったら，代表的な記述データのみでも構いません．どの文献の記述データなのか，文献番号をつけておきます（**図5**）．

　文章では，各カテゴリーごとに研究内容を述べましょう．最初に合計のカテゴリー数，サブカテゴリー数，記述データ数を示し，カテゴリーを【　】，サブカテゴリーを＜　＞，記述データを『　』とするなど，示し方を定めて具体的に述べていきます．たとえば，「【○○（カテゴリー名）】は○○に関する支援方法であり（カテゴリーの説明を述べる），

表○　高齢患者に対する退院支援の課題

カテゴリー	サブカテゴリー	記述データ	文献番号
			1
			3, 4
			5
			2
			3, 5
			1
			2, 4, 6
			7
			5
			3, 8
			9
			3
			10
			4

図5　帰納法による分析の場合〈例〉
記述データには文献番号をつけておく.

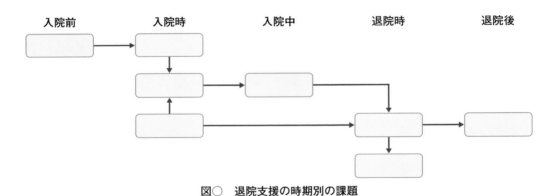

入院前　　　入院時　　　入院中　　　退院時　　　退院後

図○　退院支援の時期別の課題

図6　研究結果を説明する図〈例〉
　　　　内は帰納的手法で得られたカテゴリー名などを入れる.

＜○○（サブカテゴリー名）＞,＜○○＞,＜○○＞の3つのサブカテゴリーで構成された」,「『○○（記述データ）』や『○○（記述データ）』など○つの記述データが含まれた」などと述べます.

　最後に得られた結果を図式化できるようであれば,研究結果を説明する図を示し,文章で説明します.Aさんの研究では,退院支援の課題について入院前,入院時,入院中,退院時,退院後の時系列で結果を説明し,矢

印を入れて因果関係を示しました（**図6**）.

5　考察

　考察では,結果の解釈やその結果から何が言えるのか,研究結果を受けて看護にどのように活かすべきか,今後の課題は何かなどについて考察します.結果に基づいて客観的に考察し,他の文献を引用したり,比較したりしながら論述していきます.次のポイントを

参考に書いてみましょう.

a 得られた結果から考察する

あなたの研究によって得られた結果に基づいて考察します. 結果にないことを考察することはできません. 研究結果を客観的に解釈し, 自分の意見を述べるのが考察です. 一つの結果に一つの考察というより, 文献研究をまとめて, さまざまな結果を使いながら論じていきます.

b 他の文献と比較する

考察では, 他の文献と比較することが大切です. 研究対象の文献だけでなく, たとえば小児を条件とした文献を対象としていたら, 小児の特徴を示すために成人を対象とした文献と比較して考察するなどです. 総説や特集記事なども引用することができます.

c 文献の引用

文献の内容をそのまま引用したい時は, 「○○ら[1] は「○○…」と述べている」など, そのままの文章を「　」をつけて書きます. ただし, あまり長く引用するとあなたの論文になりません. そのままの文章でなければ伝わらない文章など必要最小限にしてください. 「□□と報告されている[1]」など, 内容を要約して引用することも可能です. 巻末に列記する引用文献の番号を上付きで入れておきましょう. (氏名, 2020年) のように文中に著者名と発行年を表記する場合もあります. 引用文献の番号 (上付き) や (著者と発行年) を文の最後に入れる時は, “. (句点)”の前に挿入します. 緒言 (はじめに) で文献を引用する時も同じです.

d 書きやすいところから書き, あとから段落を組み立てる

何から書いたらよいのか迷うかもしれません. 結果を確認し, 納得できたことから書き始めてください. 論旨の順序はあとで整えることができますから, 1段落に1つの考察として, とりあえず書いていく, という方法です. 研究結果を分析してみて, どんなことがあったと言えるのか, それはなぜか, どうしたらよいのかなどを考察していきます. とりあえず書いた複数の段落を, 論旨が流れるように並べていきましょう. 小見出しをつけると組み立てやすくなります. たとえば, 最初に研究の概要としてどんなことがわかったのか, 次に研究疑問に対する答え (結果) としてどんなことがあり, あなたがどう考えるのか, 最後に研究の限界や今後の課題, 結果を看護にどのように活かしたらよいのか, 看護実践への示唆を示します.

6 結論

結論は, 文献研究からわかったことを短くまとめて述べます. たとえば, 「本研究では○○に関する文献研究を行い, □□について△△であることが明らかになった. (今後何が重要か, 看護にどう活かすかなどの展望を短く示す) が必要である……」のように述べます.

7 謝辞

最後に研究を進めるうえで協力していただいた対象者や指導者に対し感謝の文章を添えます. 文献研究は対象者が人ではないので, 指導していただいた教員に対し感謝の意を示すとよいでしょう.

ステップ 1
ステップ 2
ステップ 3
ステップ 4
ステップ 5
ステップ 6
ステップ 7

8　引用文献

　引用文献は，巻末にまとめて列記します．分析対象とした文献を含め，緒言や考察で引用した文献を列記します．アルファベット順か，引用順（文中に上付きにて番号を振る）かは，投稿規定に合わせてください．著者名，論文タイトル，掲載紙名，巻（号），ページ，発行年などを書きますが，こちらも投稿規定に合わせてください．厚生労働省など信用できる Web サイト情報を引用する場合は，URL と検索年月日を記載します．

文章を書く時の注意

　文章が長かったり，くどかったりしませんか？　文章が長い場合，主語と述語が合っていない場合が多いです．一度文章を切って端的に述べましょう．同じことを何度もくり返す，修飾語が多すぎる，同じ語尾が続くと，くどい印象を与えます．口癖があるように，文章にもその人の癖があります．同じ言い回しが続かないように気をつけましょう．

　論文は一般的には「である調」です．「です，ます」が混在しないようにしてください．接続詞を使いすぎるのも要注意です．接続詞は，文章と文章をつなげるためのものです．文章と次の文章がスムーズに流れていく時は，さほど接続詞を必要としません．「そして」は不要のことが多いです．また，論文のなかで使われる用語は統一させます．略語を使いたい時は，最初に略さない用語で表現し，「以下，○○と略す」などとお断りを述べてから用います．

　段落分けも注意が必要です．段落は，一つの主題をもって複数の文章をまとめるものです．意味なく段落を分けるのではなく，この段落では何を主題にしているのかを意識して書きましょう．1 段落に 1 文章しかないのは，段落の意味を成しません．

　書き終わったら，家族や友人に読んでいただくのがおすすめです．書き方の癖や同じような表現を使ってしまうなど，自分では気がつかないことを指摘してくれることもあります．自分で読み直す時は，少し時間を空けてみてください．何度も読み直していると良いような気がしますが，時間が経ってから読み直すと論旨や表現のおかしなところが気づきやすくなります．

インタビュー研究を
してみよう

Step 6

1 インタビュー研究とは

- インタビュー研究の概要がわかる.
- インタビュー研究の特徴がわかる.

インタビュー研究とは

　研究を行うためには, 研究目的に応じた「データ」が必要になりますが, インタビュー研究は, 対象者にインタビュー（質問）を行うことで, 対象者自身の考えや体験の内容など,「対象者の生の声」を得ることができる方法です. Step 2 の研究方法で説明された「質的研究方法」の主要な研究方法になります.

研究の特徴

　質問紙を使う「アンケート研究」と比較しての一番の利点は, 対象者に直接質問できるため "聞きたい内容を確実に聞くことができる" ということです. アンケート研究では, 対象者が「アンケートに答えてくれた内容」がデータのすべてで, たとえば半分白紙だった場合, せっかく答えてくれてもそのデータが使えないということになってしまいますし, あとから「もっとこういうことも質問す

ればよかった」と思っても, 一度アンケートをしてしまうと通常やり直しはできません. インタビュー研究は, その点, 対象者に直接聞けるため, その時に答えてくれた内容が自分の聞きたいこととずれていた場合やうまく答えられない時などは再度質問し直したり, インタビューの最後に相手に確認したりすることもできます.

　反対にインタビュー研究の難しさとして, データの質が質問者自身のインタビュー方法や力量に影響される, という点が挙げられます. 皆さんもテレビや雑誌などでインタビューの場面を見たり読んだりしたことがあると思いますが, 質問の仕方によって答えをうまく引き出す場合や, 逆に質問された人がうまく答えられない, ということがありますよね. そのため, インタビュー研究をするためには, 質問の仕方や聞き方などを十分に練習することが必要です.

研究目的

　研究の第1歩として, この研究で「何を明

らかにしたいのか＝研究目的」をはっきりさせる必要があります．最初は，漠然と「こういうことが知りたい」というところから始まりますが，研究の形にするためには，自分が思いついた内容に関連した文献，先行研究を調べ，これまでどのような研究が行われているのか，どこまで明らかになっているのか，についてはっきりさせることが大切です．この結果，「まだこのことはわかっていない」ということを見つけ，それを目的にしていく

ことになります．

インタビュー研究の特徴は，対象者の数は多くない代わりに1人の対象者の「生の声」をじっくり聞ける，ということですので，研究の種類としては“「これは何か？」＝現象を明らかにする”というものです．そのため，すでにわかっている内容の研究には適さず，まだ「わかっていない」現象（内容）を明らかにすることが研究目的となります．

WORK▼1

インタビュー研究とアンケートによる調査研究の違いを説明しましょう．

例）インタビュー研究は，対象者に直接質問できるため，聞きたい内容を聞くことができる．アンケートによる調査研究は，アンケートに記載された内容がすべてなので，答えてもらえない場合があったり，期待した答えが得られない場合がある．

ステップ1
ステップ2
ステップ3
ステップ4
ステップ5
ステップ6
ステップ7

Step 6

2 データの収集方法
―インタビュー方法―

- インタビューの方法による分類（構造的インタビュー，半構造的インタビュー，非構造的インタビュー）がわかる.
- グループ・インタビューの特徴がわかる.

データの収集方法

　一言でインタビューといっても，研究目的によりその方法にはいくつか種類があります.

1 インタビューの方法による分類

　インタビュー（質問）の内容によって，大きく3種類に分けられます.

a 構造的インタビュー

　構造的インタビューは，質問内容をあらかじめ作成し，それに沿って質問していく方法です.「アンケート」をそのまま対面で質問する，とイメージしてもらえばわかりやすいでしょう. この方法は，質問が決まっているためそれに沿って聞いていけばよいので，インタビュー技術はあまり求められないと考えてよいです. アンケートとの違いは，対象者の答えを確認でき聞き直すことができること，対象者の自由な答えを聞きたい部分は，最後に自由回答を求め，確実に回答を得ることもできるという点です. あらかじめ決まった質問に対する回答を確実に得たい場合に適した方法です.

b 半構造的インタビュー

　質的研究で最もよく用いられる方法です. 質問したい内容（項目）に沿って，あらかじめ「インタビューガイド」を作成し，それに沿って質問していきます. 構造的インタビューとの違いは，構造的インタビューが，"はい""いいえ"や限定した内容で答えらえる質問が多いのに対して，こちらは質的研究の特徴である「対象者の生の声，考えを聞く」ことが主眼であるため，下記のような，対象者が自由に回答できる質問内容で構成されています.

> **質問例**
> ・**今のご自身の体調について教えてください.**
> ・○○という病気になられてから，困っていること，つらいことについてお話しください.

・そのなかで，とくに「つらい」と感じることについてお話しください．
・つらさや困っていることに対して，どのように乗り越えてこられたか教えてください．

以上のように，研究目的に応じて質問内容をあらかじめ設定し（インタビューガイド），それに沿って質問しますが，"対象者がなるべく自由に語れるように"，また"できるだけ深く（一言二言の答えでなく）話せるように"質問していくことが大切です．

全体の質問が終わった段階で，聞きたい内容が聞けたのかどうかを確認し，インタビューを終了します．

c 非構造的インタビュー

半構造的インタビューのようにインタビューガイドを作成せずに，「今，困っていることを教えてください」など，研究のテーマとなっている事柄についておおまかな質問から始め，その後は対象者が話した内容から，再び自由に質問していくという方法です．この方法は，対象者の回答に応じて質問を考えていく必要があり，質問者の「インタビューの力量」が求められること，また研究全体を把握したうえで，その時の状況に応じたインタビューが必要なことなどから，初めて研究をする方には難しい方法といえるでしょう．

WORK▼2

　　自分で考えた研究目的に基づいて，半構造的インタビューの質問を考えてみましょう．
例）【研究目的】
　　新人看護師が就職後に直面する困惑感とその対処について明らかにすること
《半構造的インタビューの質問例》
1.（就職後の困惑感について）
　・「今の病棟に勤務を始めてから，最初の頃一番大変だったことは何ですか？」
　　「まず看護師としての仕事について教えてください」
　・「ほかに先輩との人間関係については？」（人間関係等について）
　・「体調管理については？」
2.「就職前に予想していたことと比べてどうですか？」
　・「予想より大変だったことは？」
　・「予想よりは大丈夫だったことは？」
3.「大変な状況に対して，何が支えになっていますか？」（サポートについて）

ステップ1
ステップ2
ステップ3
ステップ4
ステップ5
ステップ6
ステップ7

2　インタビューの対象人数による分類

a　グループ・インタビュー

　インタビューの対象者は常に1人とは限りません．複数の人を対象にインタビューをする方法を「グループ・インタビュー」とよびます．

　たとえば，同じ疾患の患者さんのグループ，同じ職業（看護師など）のグループなど，研究テーマに応じて対象者のグループを設定します．グループの人数は，5人程度が一般的です．

　グループ・インタビューは，一度に複数の人からの意見，コメントが得られるため，個人対象のインタビューより効率がよいことや，ほかの人の意見を聞くことで，その人の考えや気づきがより深まるということが利点ですが，反面，そのグループのなかの特定の人の意見に影響されやすいことや，他者の前ということで本音を話しにくい，といような欠点もあります．そのため，聞きたいテーマ（非常にプライバシーにかかわる内容など）によっては適さないともいえます．

3　インタビューの手段による方法

　新型コロナウイルス感染症（COVID-19）の影響により，対面でのインタビューが難しい場合が増えました．そのため，電話でのインタビューや，パソコンを使ったWeb会議やZoomでのインタビュー，メールでのインタビューも最近は多くなりました．対象者，質問者双方にとって，遠方でもインタビュー可能であること，時間や場所の制約があまりないことなどがメリットとなります．

　しかし，メールでのインタビューでは，対面でのインタビューのように言葉のキャッチボールができないため，質問の意味を誤解したままの回答が得られてしまうことがあります．また，オンラインでのグループ・インタビューでは，実際の対面で感じられるようなグループ・ダイナミックスの効果を享受することが難しくなります．

　メリット，デメリットも考慮したうえで，インタビューの手段を検討する必要があります．

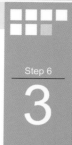

ステップ 1
ステップ 2
ステップ 3
ステップ 4
ステップ 5
ステップ 6
ステップ 7

Step 6

3 研究の実際
対象の選定〜
データ収集, 分析, まとめまで

Step 6-3
学習目標

- インタビュー研究の対象の選定の考え方がわかる.
- インタビュー実施の際の注意点, 質問方法のポイントがわかる.
- インタビューで得られたデータの分析手順がイメージできる.
- インタビュー研究に必要な倫理的配慮がわかる.

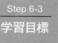

研究の対象

研究目的に応じて,「誰にインタビューをすれば欲しいデータが得られるのか」を検討したうえで研究対象を選定します.

たとえば「ある疾患による影響を知りたい」ということであれば, 対象者は「その疾患に罹患している患者さん」ということになりますよね. さらに,「疾患をもちながら地域で生活している人の体験, 考えについて知る」ということであれば, その疾患の患者さんのなかでも入院中の患者さんではなく, 外来通院の人である必要があります. そして, 前に説明したように1人ずつのインタビューがよいのか, グループで聞いたほうがよいのか, によって対象の選定も変わってきます.

いずれにせよ, 研究テーマ, 目的を決めてから具体的な方法を考えていくというプロセスは, ほかの研究方法と同様です.

WORK▼3

WORK▼2で考えた研究目的に基づいて, どのような人を研究対象にすればよいでしょうか? また, インタビューは, 一人ずつがよいのか, グループのほうがよいのかを理由を踏まえて考えてみましょう.

研究の手順

1 対象の選定

　前述したように，研究のテーマ，目的に応じてどのような対象者とするのか，何人くらいを対象とするのか，個別にインタビューするのか，グループ・インタビューするのか，決定します．そして，どのように対象者を選択し研究の依頼を行うのか，という具体的な方法を考えます．対象者が患者さんの場合は，主治医の許可や病院の倫理審査委員会にかけて承認されることも必要ですので，実際にインタビューするのはかなりハードルが高くなります．また，看護師，保健師など，看護職の方に対するインタビューの場合も，どのように対象者を選び依頼するのか，その人が所属する施設への依頼なのか，どのようなルートで依頼できるのか，など考えることはたくさんあります．研究目的に応じてどのような対象が望ましいのか，と同時に「現実的にインタビュー可能な対象者」という視点も必要になります．

2 データの収集期間

　研究期間によって，データ収集にあてられる時間が決まります．卒業論文だとしたら，締め切りが決まっています．年内なのか，1月末くらいなのか，論文の仕上げの時期から逆算し，どれくらいの期間でデータを取らなくてはいけないのか，考えましょう．
　インタビュー研究の場合，アンケート研究以上にデータ収集後の分析に時間がかかります．分析をして，論文を書く時間を確保するためには，遅くとも提出3か月前くらいにはデータを取り終える必要があると思います．研究計画書ができた段階から，あとどのくらいの時間があるのかによって，データの収集に費やせる時間は1か月程度なのか，2か月程度は取れるのか，見積もりましょう．また，インタビューの場合，対象者の都合によって会える時間がかなり限られますので，その点でも少し余裕をもった計画が必要となります．

3 データの収集方法，その過程

　インタビュー研究のデータ収集方法は，最初に説明しましたが，聞きたい内容により，構造的インタビューにするのか，半構造的インタビューにするのか（大学，専門学校での研究であれば，非構造的インタビューは難しく該当しないと思います），個別にインタビューするのか，グループ・インタビューにするのか，検討し決定しましょう．
　実際のインタビューにあたっては，下記のような手順で行います．

a インタビューガイドの作成

　研究目的に応じて質問したい内容を考えます．構造的インタビューは，アンケート調査と重複しますので，ここでは「半構造的インタビュー」を例にとって説明します．半構造的インタビューは，質問内容をあらかじめ決めておきますが，対象者が自由に話せるようなおおまかな質問内容となります．インタビュー時間は，対象者への負担も考え長くても1時間以内です．そのため質問項目は4〜5つ程度になるでしょう．

ステップ 1

ステップ 2

ステップ 3

ステップ 4

ステップ 5

ステップ 6

ステップ 7

WORK▼4

WORK▼2で考えた研究目的に基づいて，インタビューガイドを作成してみましょう．

b　インタビューの実施

　あらかじめ，対象者には研究の目的，方法，倫理的配慮について説明し，同意を得られた場合にインタビューを行います．同意を得られた対象者とインタビュー日時，場所を相談し，決定後にインタビュー実施となります．

　インタビューに際しては，最初に再度，インタビュー（研究）の目的，およそのインタビュー時間，対象者の権利・個人情報保護など（後述の倫理的配慮で説明）について説明し，同意を得てから開始します．場合によっては，この時に対象者に同意書に署名してもらう必要があります．また，これらの時間もインタビュー時間に含まれます．

　インタビュー研究では，対象者が話してくれた内容そのものが研究データとなりますので，対象者に許可を得て録音させてもらうと

よいでしょう．もし許可が得られない場合は，話してくれた内容を記録しなくてはなりませんが，そうなるとデータが不正確になってしまう可能性がありますので，録音の許可を得られるように誠意をもって依頼することが大切です．録音の許可が得られた場合でも，インタビューガイドに回答の内容やその時の対象者の様子などをメモしておくことは大切です．ただし，下ばかり向いて対象者に不快な思いをさせないように，適宜アイコンタクトをとりながらインタビューを行いましょう．

　インタビュー中は，対象者の様子も見ながら，各質問に対して自分が得たい回答が得られているのかどうかを確認しながら，うまく回答を得られていない場合は，少し質問を変えるなどして，答えてくれた内容を使いながら対象者になるべく多くを話してもらいます．インタビュー研究がうまくいくかどうか

は，インタビューで対象者からどれだけ"豊富な"話を引き出せるかどうかにかかってきます．対象者が1つの質問に対して，一言，二言しか話してくれない場合もありますが，それでは十分なデータを得ることができません．「そのことについてもう少し詳しくお話しください」「なぜ，そのように考えられたのか，もう少しお話しいただけますか？」など，対象者の回答に応じて，質問を加えていくことが必要になります．

インタビュー終了に際しては，再度，インタビューガイドに書いたメモを見直し，聞き忘れていること，不足していることがないかどうかを確認し，大丈夫であれば終了します．対象者にインタビューのお礼を言い，自分の連絡先や，もし研究への参加をやめたいと思った場合の連絡方法などについても説明します〔Step 2 の 3（p.38）参照〕．

c　インタビューで得たデータの記録：逐語録の作成

インタビュー終了後，なるべく早くインタビューの内容を記録しましょう．「逐語録」といいますが，最初は「相手が話した内容そのまま」の記録をしましょう．話した内容を，自分の判断で「まとめない，省略しない」ことが大切です．また，関係ないと思った内容でも削除せずにできるだけそのまま記録することが大切です．さらに，逐語録を書きながら，重要な内容，ポイントと思われる発言には，印をつけておくと，次の分析で役立ちます．これをもとに，次の「分析」作業を行います．

4　データの分析方法

インタビュー研究で行う質的な研究方法の分析には，その方法論により違いがありますが，ここでは，看護研究で最もよく行われる「質的記述的研究」を例にとって説明します．

ここではわかりやすいように，「糖尿病の患者が感じている疾患によるつらさは何か？」という架空の研究目的に対する架空のインタビュー結果を例にとり，**表1**に示します（あくまで架空のデータです）．

a　記述されたデータ（逐語録）から「コード」をつける作業

話された内容をよく読み，その内容を「意味のあるまとまり」としてコード（ラベル）をつけることです．**表1**を見てイメージしてください．コードをつける時にも，今回の研究目的をよく頭に入れながら行いましょう．

b　複数のコードから，共通しているものを集め，さらにその内容を表すラベル（サブカテゴリ）をつける作業

インタビュー研究では，対象者から語られた内容を大切にしますが，そのままの形では研究としてまとめることが難しいですよね．分析作業で，これらのデータをまとまりあるものとして，さらに抽象度を上げていく作業を行います（**表1**）．

ここでは2つのコードからサブカテゴリを示していますが，実際はもう少し多くのデータからサブカテゴリがつけられます．

c　b でつけたサブカテゴリから，共通しているものを集め，それらの内容を表すラベル（カテゴリ）をつける作業

サブカテゴリで表された内容で共通しているものから，さらに抽象度を上げて「カテゴリ」として命名します．ただし，必ずしも複数のサブカテゴリをまとめる必要はなく，ほかに似たものがないサブカテゴリがあれば，そのままカテゴリとなります．

表1　具体的なデータ分析手順（架空データでの例）

データ番号	対象者が話した内容 （逐語録から抜き出す）	コード化 （コードをつける）	サブ カテゴリ	カテゴリ
A-①	糖尿病になって，ほかの人と食事をする時に，自分だけ制限しなくてはいけないのがつらいです．ほかの人みたいに好きなものを好きなだけ食べられないから．	食事制限があるから，自分だけ好きなものを好きなだけ食べられないことがつらい	食事制限で好きなものを好きなだけ食べられないことを我慢し，つらい	カロリー制限で好きなものを好きなだけ食べられないつらさ
A-②	前は好きなものを好きなだけ食べていたんだよ．食べることがストレス解消みたいに．でも，今は腹八分目で我慢するようにしているよ．	前は好きなものを好きなだけ食べていたが，今は腹八分目で我慢		
A-③	コンビニで新商品が出るとよく買うんだけど，前は気にせずに食べたいものを買っていたのが，今はまずカロリーを見てから買うようになったね．	コンビニで買う時も，前は気にせず食べたいものを買っていたが，今はカロリーを見てから買う	食事時や食料の買い物では，カロリーを確認する	
A-④	ファミリーレストランでも，最近はカロリーがのっているよね，あれは便利だよ．前は全然気にしなかったけれど，今はまずカロリーを見てから，決めるからね．おいしそうって思っても，カロリーが高ければ我慢するよ．	食事をする時に，まずカロリーを見てから食べるものを決める		
A-⑤	お酒が好きだから，前は毎日のように飲んでいたけれど，今はそれも我慢だね．だから仕事の人とかと飲みに行く回数もだいぶ減ったよ．ちょっと寂しいよね．	お酒を我慢するために，職場の人との飲み会が減って寂しい	職場の飲み会への参加が減って寂しい	食事会，飲み会への参加制限による人間関係面での寂しさ
A-⑥	（別データ）	（別コード）		
A-⑦	友達とのコミュニケーションで大切なのは，やっぱり一緒に食事に行ったり飲みに行くことだよね．とくに私たちみたいな年代では．でも糖尿病になってから，大学の友達とか，幼馴染みとかと気軽には行けなくなっちゃって，人間関係もちょっと寂しくなったかなあ．	糖尿病になり友人との集まりへの参加がむずかしくなり，人間関係が寂しくなった	疾患により友人との会合が制限されて，人間関係が寂しい	
A-⑧	（別データ）	（別コード）		

ステップ1
ステップ2
ステップ3
ステップ4
ステップ5
ステップ6
ステップ7

a〜c の作業を対象者1人ずつ行い，この例では，「糖尿病により感じているつらさ」は何かを明らかにしていきます．そして対象者全体で共通していること，個別性について見ていくことになります．

a〜c の分析は，慣れないととても難しいものです．対象者が語ってくれたデータをよく読み，何度もくり返しながら行うことで，コードの命名，サブカテゴリ，カテゴリの命名がやりやすくなると思います．

データの分析については，研究者1人で行うとその分析結果の質の妥当性が担保されないため，指導教員や質的研究に慣れた研究者の確認や指導を受けて行います．

5　倫理的配慮

　Step 2 の 3（p.31）で詳しく説明されていますが，どの研究方法でも倫理的配慮が必要です．とくに研究対象者に対しての配慮，権利擁護に常に努めるように気をつけましょう．ここでは，具体的なポイントを説明します．

a　対象者に対する説明と同意（インフォームド・コンセント）を確実に行うこと

　インタビュー実施の項でも説明したように，対象者にインタビューの協力を依頼する際にも説明し，対象者の研究参加への自由意思を尊重したうえで同意を得ることが必要ですが，実際にインタビューを行う際にも，再度研究への参加の意思を確認し，研究目的，内容，方法を説明したうえで同意書を記載してもらうなどの手続きを確実に行いましょう．同意書は 2 部用意し，1 部は対象者に渡し，もう 1 部はデータと同様に保管する必要があります．

　説明内容は，研究の目的，インタビューの方法はもちろんのこと，対象者が研究参加によって被る可能性のある「不利益」についても説明する必要があります．たとえば，病気や治療の体験について話してもらう場合などは，対象者が過去の体験を思い出すことで，悲しい気持ちや不快な気分になる可能性もあります．また，長時間のインタビューは対象者への負担にもなります．さらに，もし途中で対象者がインタビューをやめたくなった，あるいはインタビューの後で研究への参加を撤回したくなった時にも，そのことを保証する必要があります．

b　対象者の個人情報保護，データの匿名性と管理

　対象者の個人情報が漏えいしないように，逐語録を書く際も施設名や個人名は出さないようにしましょう．イニシャルではなく A さん，B さんのように記号化する必要があります．

　また，逐語録だけでなく，インタビューガイド，録音データなど研究に関するデータは，すべて鍵のかかる場所に保管し，厳重に管理することが求められます．また研究に関するデータをパソコン本体や電子媒体に保管する場合は，必ずパスワードをかけ，USB は使わない等の注意が必要です．保管期間は，通常研究終了後 5 年間とされています．保管期間後は，シュレッダーなどで復元不可能な状態にして処分する必要があります．

研究の結果

　4　「データの分析方法」で説明した手順で，インタビュー内容をまとめた結果をわかりやすく表現したものがインタビュー研究結果になります．

　通常，コードからカテゴリ化のすべてを一覧表にし，次にサブカテゴリとカテゴリのみの表を作成します．大切なことは，「研究目的」と一貫性があるか，つまり，研究目的で記載した「この研究で明らかにしたいこと」が書かれているか，ということが重要です．

研究の考察

　考察では，先行研究を使いながら，今回得られた結果についてその関連や違いなどを述

べるとよいでしょう．なぜこのような結果が得られたのか，単に自分の思ったこと＝「感想」ではなく，文献ですでに言われていることをもとに，考えを述べることが大切です．もともとインタビュー研究は，まだあまり明らかになっていない内容に関する研究ですが，それでも研究テーマに関していくつかの先行研究があり，それらをあらかじめ検討したうえで今回の研究にとりかかっていますよね．今回の結果がそれらの先行研究と比較してどうなのか，異なる点，似たような結果，なぜこのような結果となったのか，について述べます．

研究の結論

質的研究の結果を一言で表すのは難しいのですが，結局どのような結果が得られたのか，研究目的と対応させてまとめましょう．また，最後にこの研究の限界や問題点（たとえば対象者の人数の限界や，学生の皆さんでしたら，インタビュー技術の課題など）と，今後さらにどのような研究が必要なのか，課題を述べるとよいでしょう．

謝辞

この研究を行うにあたって，感謝の気持ちを表す部分です．インタビューに応じてくれた対象者の人に対する謝辞は必要ですよね．そのほか，研究をサポートしてくれた人たち，たとえば指導教員などに対して感謝の気持ちを書きましょう．

引用文献

文献検討に使った文献の中で実際に研究論文を書く際に引用した文献や，考察を書く際に引用した文献すべてをリストに挙げます．内容を参考にしたとしても本文で引用していない文献は，リストに挙げる必要はありません．引用文献の書き方として，大きく次の2つの方式があります．

1 ハーバード方式

引用文の最後に（著者名，発行年）と入れるか，「著者名（発行年）によると〜」のように説明し，最後の文献リストでは，著者のアルファベット順に記載する方法です．

2 バンクーバー方式（引用順に記載する方式）

本文中で引用した文章の最後に[1)]のように番号を振り，引用順にリストに掲載する方式です．

どちらの方式で記載するのかは，学校，大学や投稿する学会などで決められていますので，決まりに従って書いてください．

文献情報の一般的な書き方は下記のとおりです．ほかにもさまざまな記載法がありますが，投稿先の規定に従ってください．

雑誌からの引用の場合
・著者名全員：論文のタイトル，雑誌名，巻（号），引用ページ（○‐○），発行年．

書籍からの引用の場合
・著者名：書名（第2版以降の場合は何版かも記載する），引用ページ，出版社，出版地，発行年．

ステップ1
ステップ2
ステップ3
ステップ4
ステップ5
ステップ6
ステップ7

翻訳書の場合（例）

・ヴァージニア・ヘンダーソン / 湯槇ます・小玉香津子訳：看護の基本となるもの，p.20-21，日本看護協会出版会，東京，2006.

Web（電子文献）からの引用の場合

・著者名：論文などのタイトル，引用ページ，発行（発表）年．URL，検索年月日．

（例）厚生労働省ほか：人を対象とする生命科学・医学系研究に関する倫理指針，2021.

https://www.mhlw.go.jp/content/000909926.pdf より 2022 年 6 月 10 日検索.

　引用は正しく行い，引用文献リストも間違いのないように書きましょう.

参考文献
1) 桂敏樹，星野明子編：かんたん看護研究. 改訂第 2 版. 南江堂, 2020.
2) グレッグ美鈴，麻原きよみ，横山美江編著：よくわかる質的研究の進め方・まとめ方. 第 2 版. 医歯薬出版, 2016.

抄録，
プレゼンテーション
資料を作成し，
発表してみよう

Step 7 ■■■

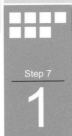

Step 7

1 論文の要約方法（抄録の作成）

Step 7-1
学習目標
- 抄録とは何かがわかる．
- 抄録の構成がわかる．
- 抄録を作成することができる．

抄録とは

1 抄録の内容

　卒業論文の報告会や学会発表では，通常，抄録を提出することが求められます．抄録は，要旨（abstruct）ともよばれます．自分が行った研究の内容の要点を抜き出し，短くまとめて構成した文章が要旨です．査読つき学会においては，抄録の内容から発表の可否が判断されます．また，学会の参加者は，抄録を通じて研究の概要を事前に把握し，自分の興味と一致しているかを確認します．

　抄録には，規定された文字数内に，研究の背景，目的，方法，結果，考察，結論が首尾一貫性をもって要約されている必要があります（**表 1**）．

2 抄録執筆のポイント

　読み手の関心を惹きつけるために，「研究

表1　抄録の記載事項

①背景	
②目的	
③方法	
④結果	
⑤考察	
⑤結論	

のポイント」「社会的意義」「学術的意義」を適切に読み取れるようにすることも重要になります．なお，学術雑誌によっては，抄録とは別に，「Key Point」として，これらについての概要を書くことを求める場合もあります．

●研究のポイント

　研究の新規性やアイディアを明確に示すようにします．研究は，“なぜ？”“どうして？”という自身の疑問に答えるために行います．自身の疑問に対する答えが先行研究によってすでに明らかになっているのであれば，その疑問は解決することになり，新たに研究を行う必要はなくなります．そこで，“何がこれまでの研究とは異なるのか”“何がこの研究

の独自性なのか"といった新規性やアイディアを述べる必要が生じるのです.

● 社会的意義

社会に対し，どのような影響や効果を生み出すために，この研究が行われたのかを述べる必要があります.

● 学術的意義

先行研究から得られた結果や知見に対し，どのような貢献を果たすことができたかを述べます.

3 抄録の書き方の例

米国医師会が発行する学術雑誌「*JAMA Internal Medicine*」に発表された「高齢者の術後せん妄と機能に及ぼす家族参加型の Hospital Elder Life Program（HELP）の効果―ランダム化比較試験」[1] の研究の抄録を例にとってみてみると，Key Point や抄録

から，これらの観点を読み取ることができます.

術後せん妄は，高齢者に生じる頻度が高く，せん妄のリスク因子をアセスメントし，予防に努めることはきわめて重要になります. このため，どのような予防を行うことが実際に有効なのかといったことが，ケア提供者にとって大きな関心事になります.

Hospital Elder Life Program（HELP）は，米国老年医学会が提唱する入院中の高齢者のせん妄を防止するためのプログラムであり，通常，社会とのつながりを絶たれることによる感覚遮断の防止対策として，ベッドサイドに十分にトレーニングを積んだボランティアがサポート相手として派遣されます.

当該研究のリサーチ・クエスチョンは，「高齢者の術後せん妄を軽減するための家族が関与する介入プログラムは有効か？」であり，「家族」という用語から，ボランティアでは

WORK▼1

1) あなたの研究のポイントは，どのようなことですか？　研究の新規性やアイディアの観点から述べてみましょう.

2) あなたの研究は，どのような影響や効果を生み出すのか，社会的意義について述べてみましょう.

3) あなたの研究は，先行研究から得られた結果や知見に対し，どのような貢献を果たすことができたか述べてみましょう.

ステップ 1
ステップ 2
ステップ 3
ステップ 4
ステップ 5
ステップ 6
ステップ 7

なく，「家族」を参画させるといった新規性やアイディアを読み取ることができます．

また，意義には，「家族が関与する HELP は，術後せん妄の軽減，身体的・認知的機能の維持，入院期間の短縮に役立つ可能性があり」と述べられており，社会的意義も理解することができます．

さらに，方法論から，介入研究においてエビデンスレベルの高いランダム化比較試験を通じて，有効性の効果を検証し，エビデンスの確立を目指そうとした学術的意義についても読み取ることができます．

「研究のポイント」「社会的意義」「学術的意義」を述べることができなければ，読み手に，自身の研究の重要性を伝えることはできません．このため，まずは，抄録にこれらの観点を反映できるように，「研究のポイント」「社会的意義」「学術的意義」を明確にしてから，抄録を書き始めてみましょう．

抄録の書き方

抄録には，研究の背景に始まり，方法から結果，結論まで，論文の概要を簡潔明瞭にまとめます．つまり，研究論文の流れと一致します．

要旨の形式には，構造化要旨（structured abstracts）と，非構造化要旨（unstructured abstracts）の2つがあります．構造化要旨では，投稿規定などによる指定された構造に基づいて要旨を作成します．通常，①背景，②目的，③方法，④結果，⑤考察，⑥結論から構成されます．非構造化要旨は，文字どおり，構造化された項目ごとに分けて記述するのではなく，研究概要のストーリーを簡潔明瞭にまとめます．

学術雑誌において，査読者は通常，要旨を読み，査読のプロセスに進めるかどうかを判断します．このため，「要旨を読めば，論文に何が書かれ，研究目的に対し何が明らかになったのかがわかる」ように書くことが大切です．抄録には，文字数の上限が規定されていることがほとんどです．規定されている場合には，その文字数を厳守するようにしましょう．

なお，抄録に，キーワードとなる重要な単語が複数（4〜5個程度）含まれていると，その分野の関連文献として，文献の検索サイトで検索されやすくなるというメリットがあるので，なるべくキーワードを含めるようにします．

1 背景

背景には，研究を行うことに至ったきっかけや問題意識を記述します．つまり，この研究を行うに至った理由を述べるようにします．

背景は，論文の存在意義が問われる部分となるため，読み手に「知りたい」「読みたい」と思わせるような，その研究を行うことの意義を述べるように心がけます．

2 目的

目的には，背景を踏まえ，この研究によって，「何を明らかにしようとしているのか」「何を達成しようとしているのか」を述べます．

たとえば，「〜を明らかにすることを本研究の目的とする」や「〜の方法を提案することを目的とする」などの述語の文に落とし込むことで，研究目的を示すことができます．

WORK▼2

1) 背景（研究するにいたった経緯・理由・意義）を書いてみましょう.

2) 目的（研究により明らかにする事柄）を書いてみましょう.

3) 方法（自身の研究目的を明らかにするための研究方法）の概要を書いてみましょう.

4) 結果（方法に沿った，事実や数値などの客観的な結果）を書いてみましょう.

5) 考察（結果から導き出された明らかになったこと，明らかにならなかったことににつ
いて考察）し，結論（研究全体からいえる今後の課題や結論）を書いてみましょう.

ステップ 1
ステップ 2
ステップ 3
ステップ 4
ステップ 5
ステップ 6
ステップ 7

3　方法

　方法には，①対象者，②研究期間やデータ収集期間，③研究デザインに応じたデータ収集方法，④分析方法，⑤倫理的配慮に関する概要を述べます．

4　結果

　研究目的に則り，方法に沿った順序で，主観を交えずに，明らかになった事実を記述します．

　たとえば，質的研究であれば，インタビューの内容を分析し，整理したもの，量的研究であれば，データを集計・分析した数値を客観的な事実として提示します．

5　考察，結論

　考察には，研究目的に対して導き出された答えとその理由，その答えが先行研究や仮説（仮説を検証する研究の場合）とどのような関係にあるのかを論じ，何が明らかになり，何が明らかにならなかったのかという結論を示し，実践にどのように役立てることができるか，今後の課題や研究の限界について述べます．

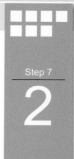

ステップ 1

ステップ 2

ステップ 3

ステップ 4

ステップ 5

ステップ 6

ステップ 7

Step 7

2 発表の仕方とポイント

Step 7-2
学習目標

- スライド作成のポイントがわかる.
- スライド作成の留意点がわかる.
- 口頭発表に向けた準備がわかる.

発表資料の作成方法

1 スライドの種類

研究を口頭で発表する際には,通常,PowerPoint などで作成したスライドを使っ

て,プレゼンテーションを行います.スライドは,①発表タイトル,発表者の氏名と所属,発表する場,学会の名称,日付を記載する「タイトルスライド」と,②抄録に示した1) 背景と目的,2) 方法,3) 結果,4) 考察・結語までの内容を示す「コンテンツスライド」から構成されます(**図1**).テンプレート(定型書式)を使用する場合には,なるべくシンプルなものを選択するようにします.

タイトルスライド

○○研究発表会　年　月　日
タイトルを入力
所属を書く 氏名を書く

コンテンツスライド

研究の背景←コンテンツのタイトル
・本文 ・図表

図1　スライドの種類

WORK▽3

> タイトルスライドとコンテンツスライドの統一したデザインを決め，作成してみましょう．

2　スライド作成のポイント

　スライドを作成する際には，10のポイントに留意します（**表1**）．

a　ポイント①，②

　発表には，通常，時間制限が設けられているため，その時間内に発表を終えることができるようにする必要があります．まず，発表時間を確認し，1スライドあたりの発表時間を設定して，時間配分を考え，スライドの枚数をあらかじめ決めておきます．

　たとえば，10分程度の短い発表であるならば，1分あたり1〜2枚程度を目安とし，聴衆に語りかける間や聴衆に理解を促すことのできる情報量も考慮し，スライドの枚数を調整します．10〜20分程度の発表の場合，2分あたり1枚程度の時間をかけてもよいですが，どれほど長くても4分程度に留めるようにします．

　短い時間で次々にスライドを切り替えると，聴衆の理解が未消化になったり，慌ただしい印象を与えたりしますので，余裕をもたせるようにします．一方，同じスライドを長い時間見せられると，聴衆の集中力も切れ，内容への関心も低下するため，注意しましょう．

表1　スライドを作成するための10のポイント

①	発表時間を確認し，スライドの枚数を決める
②	スライド1枚あたりの説明時間は，全体の発表時間に合わせて調整する
③	発表内容の骨組みを作成してから，スライド作成にとりかかる
④	1枚のスライドには，1つのトピックに焦点をあて，1メッセージをこめる
⑤	デザインに凝りすぎない
⑥	発表において，扱わないこと，触れないことは含めない
⑦	文章は簡潔明瞭に短く，キーワードを強調するようにする
⑧	イメージの説明は，イラスト，写真や映像を併用する
⑨	数字のデータは，表やグラフでわかりやすく表す工夫をする
⑩	スライドのデザインは統一する

b　ポイント③，④

　「背景」「目的」「方法」「結果」「考察」「結語」に沿って，理解してもらいたいことを列挙し，骨子を作成します．原則，1枚のスライドには1つのメッセージとし，そのスライドでは何を伝えたいのかをはっきりさせておくようにします．たとえば，1枚のスライドを1分間で説明する場合，1分間の説明後に，聴衆に何が理解され，伝わっていればよいのかを明確にします．

c ポイント⑤

スライドのデザインにおいては,「シンプル」を心がけるようにします.理解してもらいたいことが瞬時に視覚に入るようにするためには,以下の点に留意します.
- フォントや色に凝りすぎない
- 複数の色を多用しない
- 文字がスパイラルを描きながら激しく登場するなど,目がまわったり,発表の内容とは違うことに気がとられてしまうようなアニメーション機能を多用することは避ける
- イラストや写真を多用しすぎない

d ポイント⑥

発表しない内容については,スライドに記載しないようにしましょう.スライドには,発表で取り扱うこと,触れることのみを含めるようにします.また,スライドの提示内容と口頭の発表内容が異なると,聴衆の混乱をまねくため,矛盾なく一致させるようにします.

e ポイント⑦

聴衆が短時間で認識できるように,箇条書きで表現するようにします.箇条書きで表す時に,体言止めと用言止めが混在していると,目で追いづらく,理解を妨げます.見やすく,わかりやすいスライドにするためには,体言止め,あるいは用言止めのどちらかで統一するようにします.体言止めは,文章を名詞や代名詞で終わる表現であり,用言止めは,動詞,形容詞,形容動詞で終わる表現になります.

たとえば,「せん妄の予防」は,「予防」という名詞で終わっているので体言止めとなり,「せん妄を予防する」は,「予防する」という動詞で終わっているので用言止めになります.

強調したい語句については,使う色を1色

に決めて,どのスライドでも同じ色を使うことで,くり返し効果が生まれ,特定の色が出てくると,重要なキーワードであることを聴衆が認識できるようになります.キーワードについては,このような工夫をしましょう.

f ポイント⑧

文章だけを用いるよりも,イラスト,写真,映像を併用したほうがわかりやすい場合があります.文章を読んだり,発表を耳から聞いたりするだけでは,イメージがしづらく理解が困難なものについては,イラスト,写真,映像の併用を考えます.

たとえば,特殊な医療機器やあまりなじみのないものについては,その写真を提示したほうがどういうものかをすぐ理解できます.また,「Plan(計画)→ Do(実行)→ Check(評価)→ Act(改善)の4段階をくり返すことにより,医療の質を改善する」といった文章を書くよりも,**図2**に示すようなイラストにしたほうが理解しやすいことがわかります.

g ポイント⑨

数字のデータは,結果を文章で書くよりも,表やグラフで表現したほうが見やすく,わかりやすいものとなります.データを提示することの目的を踏まえ,グラフを使い分けるようにします(**表2**).

h ポイント⑩

スライドごとにデザインが変わると,聴衆は,デザインに気をとられ,発表内容に集中できなくなります.そこで,発表全体を通じて,スライドのサイズ,背景,使用するフォントや色,タイトル部分や強調箇所の装飾など,デザインの統一を心がけるようにします.

ステップ1
ステップ2
ステップ3
ステップ4
ステップ5
ステップ6
ステップ7

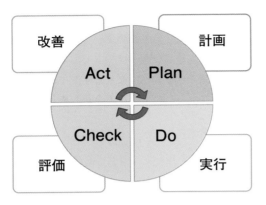

図2　イラストの活用例

表2　グラフの種類

棒グラフ	棒の高さで,量の大小を比較する.
折れ線グラフ	量が増えているか減っているか,変化の方向をみる.
円グラフ	全体の中での構成比をみる.
帯グラフ	構成比を比較する.
ヒストグラム	データの散らばり具合をみる.
レーダーチャート	複数の指標をまとめてみる.
散布図	2 種類のデータの相関をみる.
箱ひげ図	データの散らばり具合をみる.
三角グラフ	3 つの量からなる構成比をみる.

総務省統計局：なるほど統計学園，グラフの種類をもとに作成.
https://www.stat.go.jp/naruhodo/index.html より
2022 年 7 月 15 日検索

WORK▼4

　スライドを作成するための 10 のポイント（**表1**）を踏まえて，発表のスライドをどのように作成するかを検討してみましょう.

3　スライド作成の留意点

表3　スライド作成の留意点

①	骨組み
②	文字の種類
③	文字の大きさ・改行
④	文字の揃え方・文字数
⑤	行間
⑥	本文の行数
⑦	タイトル，本文の書き方・示し方
⑧	色の使い方

　実際にスライドを作成する時には，8 つの留意点を考慮するようにします（**表3**）.

a　①骨組み

　発表をどのように構成するかを検討し（学会の規定により，発表構成が指定されている場合には，その構成に則ること），組み立ててから，各骨子に盛り込むべき内容を明確にします（**WORK▼5**）.

b　②文字の種類

　文字や文章の「読みやすさ」は，可読性，

視認性，判読性という 3 つの要素から構成されます.「可読性」とは文章や単語をスムーズに読むことができるか,「視認性」は見た瞬間の文章や単語の認識しやすさ,「判読性」とは誤読がないかということを表します.「可読性」は理解,「視認性」は重要箇所の認識

WORK▼5

以下の骨子にそって，自身の発表のアウトラインを作成してみましょう．

①研究背景：前提となる理論枠組み，関連する先行研究，これまで未解決となっている課題などを踏まえ，明らかにされていること，まだ明らかになっていないこと，当該研究を行うことの意義を箇条書きにしてみましょう．

②研究目的：研究背景を考慮し，何をどこまで明らかにするのかを踏まえ，自身の研究目的を書いてみましょう．

③研究方法：「研究目的」をどのように達成するのか，その具体的な方法を箇条書きで列挙してみましょう．

④研究結果：研究目的に対するメインとなる研究結果を研究方法に沿って，箇条書きで列挙してみましょう．

⑤考察：研究結果から何が言えるのか，何が考えられるのかを箇条書きで列挙してみましょう．

⑥結語：今回の研究を通じて明らかになったことを要約し，主張したい事柄，研究の限界，今後の課題について，箇条書きで列挙してみましょう．

ステップ 1
ステップ 2
ステップ 3
ステップ 4
ステップ 5
ステップ 6
ステップ 7

やキーワードのつかみやすさ，「判読性」は読み間違えに影響を与えます．フォントの種類やサイズ，行間や字間を調節することにより，これらの要素を高めることができます．

　Windows において，日本語のフォントには「HGP 創英角ゴシック」「MSP ゴシック」「メイリオ」，英語のフォントには「Arial」を選択するとよいでしょう．Mac の場合には，日本語は「ヒラギノ角ゴ」，英語は「Helvetica Neue」が見やすいでしょう．なお，画面やスクリーン上では，解像度が低くなるため，明朝体（細字）は避けたほうが賢明です．

c　③文字の大きさ・改行

　箇条書きの文章は，1行以内で収めることを基本とし，複数行にわたる文章の場合には，単語の途中や文章の途中で改行されないように注意します．たとえば，「看護」の単語が前の行の末尾の「看」と次の行の先頭の「護」に分かれると可読性が低下します．

　これを避けるためには，文，文節，単語など区切りのよいところで，「Shift」+「Enter」キーを押して改行します．通常の「Enter」キーを押して改行すると段落が分かれてしまい，先頭に「•」などの行頭記号が表示されてしまうので注意します．また，1文字，2文字だけが次の文章に示されると，視認性が低下します．この場合には，文字と文字の間隔を狭くすることによって，1行に収めるようにします．狭くしたい場合には，まず間隔を狭くしたい文字列を選択し，リボンの［ホーム］タブの［フォント］グループの［文字の間隔］をクリックして，［狭く］を選択します．反対に，スライド中の文章の列をバランスよく表示させたい時に，行間を広げたほうがよい場合もあります．リボンの［ホーム］タブの［段落］グループの［行間］をクリックして，現在の行間よりも広い行間の設定値を選択することで，行間を広げることができます．

　フォントのサイズは，スクリーンに映した時の見やすさを考え，大見出しは36〜44pt，本文は24〜32pt程度に設定するとよいでしょう（**図3**）．

d　④文字の揃え方・文字数

　文字揃えでは「両端揃え」を基本とします．「両端揃え」により，特定の行の文章が短すぎるというようなことを回避できます．例外として，タイトルや見出しなどの短文のものは「左揃え」，表題や目立たせたい部分は「中央揃え」とすることもあります．

　1行あたりの文字数は10〜40文字程度とし，長文で左右一杯に文字を羅列する場合には35〜40文字程度を目安にします．

e　⑤行間

　PowerPoint では，［書式］→［段落］→［インデントと行間隔］で，［行間］を［倍数］にして，［間隔］の値を変えることで，行間設定の変更が可能です．行間の設定において，倍数はフォントサイズが変わっても同じ行間を保持してくれるため，倍数とし，1.2〜1.5を設定値とするとよいでしょう．行間を少し広めに設定することにより，読みやすくなります．

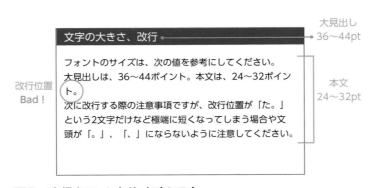

図3　改行やフォントサイズの工夫

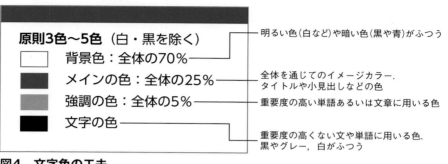

図4 文字色の工夫

---

f ⑥本文の行数

1枚のスライドに入力する箇条書きは多くても7行程度に留めるようにしましょう．10行以上になると，聴衆は読みづらいだけでなく，話を追うことが難しくなるので，行数についても配慮しましょう．

g ⑦タイトル，本文の書き方・示し方

タイトルには，簡潔明瞭に，研究目的，研究デザイン，キーワードを含めるようにします．文字は，読ませるのではなく，見せることを意識し，口語調で文章をダラダラ書くことを避け，強調したい箇所については，太文字にしたり，色づけしたりします．スライド中に示した文章については説明するのが鉄則になります．説明しない内容は，スライドの本文に含めないようにします．

h ⑧色の使い方

不必要にたくさんの色を使うと，それだけで見づらくなります．ポスターやスライドの中で使う色は，背景や文字の色を含めて，原則，白・黒を除いて，3〜5色ぐらいにします．
背景色は，シンプルに「白」を基本としたほうが見やすくなります．手持ちの資料として印刷した時も見やすいものになります．た

だし，スクリーンだけに投影するのであれば，黒や濃い青なども背景色として使用してもかまいません．
文字の基本色は，背景とはまったく異なる色を使用するようにします．たとえば，背景色が白であれば，グレーや黒を選択すると読みやすくなります．
全体を通じてのメインの色（イメージカラー）は，頻繁に登場しても目が疲れないような落ち着いた色を選択するようにします．強調する色は，重要な箇所に用いる色となることから，朱色やオレンジなどの目立つ色を選択します（**図4**）．

口頭発表の方法

1 発表原稿を準備する

発表する前に，まず発表原稿を作成したスライドに沿って準備します．発表時間1分あたり300〜350字程度が目安になります．発表時間に合わせて文字数を設定し，発表原稿を作成します．制限時間を超過してしまうと，最後までたどりつけずに，肝心なことを伝えることができないまま，消化不良の状態

WORK▼6

　作成した骨子に基づいて，留意点②〜⑧（**表 3**）を踏まえて，プレゼンテーション用のスライドを作成してみましょう．

で発表を終えなくてはならなくなります．また，詰め込み過ぎたり，早口でまくしたてるようなプレゼンテーションをしたりすると，せっかくのよい発表内容であっても，聴衆に伝わらないものとなってしまいます．そこで，聴衆が聞いてついていくことのできる速さと，聴衆も聞きながら呼吸できる間を考慮します．

2　発表の練習をする

　発表原稿を作成したら，スライドを使いながら発表の練習をします．とくに，発表の経験がほとんどない人は，第三者にも聞いてもらい，①話す速さは適切であったかどうか，②発表内容は理解できたかどうか，③わかりにくい箇所や理解できない用語はなかったかどうか，④言葉の使い方は適切であったかどうか，⑤スライドと発表内容に矛盾がなかったかどうかなどを尋ね，修正していくと，発表の精度を向上させることができます．

　口頭発表で一度つまずくと，その先の話が頭に入りにくくなるため，練習を重ね，なる

べくスムーズに発表できるまでにしておくことが求められます．

3　発表の注意点

　聴衆にわかりやすく伝えるためには，よく通る声で，一音一音をていねいに発声し，堂々と話すようにしましょう．自分の説明している箇所をポインターで示しながら話すようにすると，早口になるのを防ぎ，間もとりやすくなり，聴衆も聞き取りやすくなります．発表原稿に気をとられて，ずっと下を向いたまま発表すると，聴衆とアイコンタクトによるコミュニケーションがとれなくなります．聴衆が理解しているかどうか，関心をもってもらえているかなどに配慮した発表にするためには，聴衆にも目を向けるようにしましょう．

　発表する時には，語尾，文末まではっきり発音し，文章を区切り，間延びしない説明を心がけます．また，強調したい箇所には，わざとらしくない範囲で抑揚をつけ，ポイントが聴衆に伝わるようにします．なお，“えっと”“で”“なぜなら”“その代わり”“というのは”

“要するに”“とりわけ”などのつなぎ言葉を過剰に使わないようにしましょう．

　制限時間内に発表を終えることは，基本中の基本のマナーです．発表時間を超過すると，他の発表者にも迷惑をかけ，発表内容に興味をもち質問をしたいと思う聴衆がいても，その質疑応答の時間をもてなくなってしまいます．与えられた持ち時間は厳守するようにしましょう．また，聴衆の知識に必要以上の期待をもたないようにし，少々親切すぎるぐらい親切に説明することを心がけましょう．

　質疑応答において，質問を受ける時は，質問者の顔をしっかり見て耳を傾け，質問を落ち着いて聞き，その内容を頭の中で整理するようにします．質問をよく理解できなかった場合には，自分の理解した質問が相手の意図と合っているかを確認します．質問が複数あり，質問をすべて覚えきれなかった場合には，一つひとつ質問をしてもらうように依頼します．また，質問されてわからなかったことに対してはわからない，やっていないことに対してはやっていないと正直に回答するようにしましょう．

WORK▼7

　1）口頭発表の発表原稿を作成してみましょう．

　2）本番の発表の前に，第三者の前で発表を練習し，以下について尋ね，自身の発表を改善してみましょう．

①話す速さは適切であったかどうか？

②発表内容は理解できたかどうか？

③わかりにくい箇所や理解できない用語はなかったかどうか？

④言葉の使い方は適切であったかどうか？

⑤スライドと発表内容に矛盾がなかったかどうか？

引用・参考文献
1）Wang YY, Yue JR, Xie DM, et al：Effect of the Tailored, Family-Involved Hospital Elder Life Program on Postoperative Delirium and Function in Older Adults: A Randomized Clinical Trial. JAMA Intern Med 180（1）：17〜25, 2020.

■■■ Step 3 **WORKの答え**

WORK▼2

正解 1)（ × ） 2)（ × ） 3)（ × ）

×をつけた理由：
1) 質問文の表現を変えている
2) 質問の項目数を変更した
3) 著作権を侵害する可能性がある

WORK▼3

正解 Q1 （ 無制限複数回答法 ）
Q2 （ 単一回答法*1 ）
Q3 （ 制限複数回答法*2 ）
Q4 （ 評定法 ）

*1：対象者を該当者と非該当者に分ける質問であり，フィルター質問という.

*2：該当者だけが回答する質問であり，サブ・クエスチョン（sub-question）という.

WORK▼4

正解

Q1

①あなたは介護が始まったら，<u>地域包括支援センター</u>に相談に行きますか？

②専門用語になります．在宅医療や高齢者施設のケアに関与している人たちには当たり前の存在ですが，いまだに地域包括支援センターのことを知らない人は非常に多いです.

③あなたは介護が始まったら，介護・医療・保健・福祉などの側面から高齢者を支える「総合相談窓口」である地域包括支援センターに相談に行きますか？

Q2

①下線の該当部分なし

②普段の行動なのか，特定の期間の行動なのかを明確にする必要があります．とくに，焼き芋は季節性の高い食べ物なので，③のように季節を限定して尋ねるのもよいでしょう．なお，修正は必要ないので，下線は引けないです.

③冬季（12月〜2月頃まで）のことについてお尋ねします.
あなたは，焼き芋を1週間で何本食べますか？

WORK▼5

正解 Q1 65/65 × 100 ＝ 100%
Q2 62/65 × 100 ＝ 95.4%

補足事項：この調査の回収率は100%でした．これは，分母をアンケート用紙配布枚数としたことと，調査方法が自記式面接法としたために参加した人から回収しやすかったこと，参加者にはストレス測定の結果を説明し，生活習慣に対するアドバイスをしたことなどから，参加者から脱落者が出なかったためと考えます.

WORK▼6

正解 1) 全数調査 2) 全数調査
3) 標本調査 4) 標本調査

WORK▼7

正解 （ 1 ）

WORK▼8

正解

Q1

（A）：非正規分布 （B）：正規分布

Q2

1) 非正規分布
尖度（＋）の値なので，正規分布よりも尖りが大きく，歪度（＋）の値なので，左側に分布したデータである.

2) 正規分布

3) 非正規分布
尖度＝0なので，正規分布と尖りは同じ．歪度（−）の値なので，右側に偏った分布である.

WORK▼9

正解 1) 中央値 2) 最大値
3) 平均値 4) 最頻値

WORK▼10

正解 中央値

補足説明：平均値は，すべての年収を全給与所得者で割っている数字であるので，富裕層の影響を受けて高めに算出されます．中央値は，全給与所得者の真ん中の値なので，富裕層の影響を受けず，実情に合った値となるわけです．このように，分布の形状にあった代表値を選ばないと，印象がかなり変わってしまいます[1].

1) 日本の年収中央値を徹底解説. https://heikinnenshu.jp/column/chuochi.html より2022年7月5日検索.

WORK▼11

正解

非正規分布：尖度（－），歪度（＋）なので，左に偏った分布で，扁平の形状をした分布である．しかし歪度は 0.03 と小さい値なので，わずかに左に偏った形状である．実際の解析では，つり鐘状の分布をしている場合は正規分布として解析することが多い．

WORK▼12

正解

Q1 度数分布表

階級	データ区間	頻度	累積%
10 歳未満	9	3	12.0%
10-19 歳	19	2	20.0%
20-39 歳	39	8	52.0%
40-49 歳	49	0	52.0%
50-59 歳	59	0	52.0%
60-74 歳	74	4	68.0%
75 歳以上	90	8	100.0%

Q1 グラフ

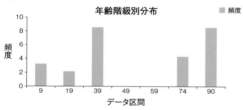

Q2

40-60 歳未満の中年層がいない，若い年代と高齢者の二峰性（bimodal）の分布を示す集団である．非正規分布である．

Q3 基本統計量

基本統計量：年齢	
平均	47.3
標準誤差	6.2
中央値（メジアン）	33.0
最頻値（モード）	20.0
標準偏差	30.8
分散	947.4
尖度	-1.8
歪度	0.1
範囲	83.0
最小	7.0
最大	90.0
合計	1183.0
データの個数	25.0

WORK▼13

正解

1）血圧値の尺度水準（ 比率尺度 ） BMI の尺度水準（ 比率尺度 ）
統計手法（ ピアソンの積率相関係数 ）
2）高血圧の有無の尺度水準（ 順序尺度 ） 居住地の尺度水準（ 名義尺度 ）
統計手法（ χ^2 検定，Φ 係数 ）
3）自覚的ストレスの尺度水準（ 順序尺度 ） 高血圧の 6 分類（ 順序尺度 ）
統計手法（ スペアマンの順位相関係数 ）

WORK▼14

正解 1）対応がある 2）対応がない

WORK▼15

正解 1）t 検定（対応のない）
2）ウィルコクソン符号つき順位検定（対応のある）
3）χ^2 検定

WORK▼16

正解

Q1
帰無仮説：年齢と自覚的ストレスに関係はない．
対立仮説：年齢と自覚的ストレスに関係がある．
Q2
無相関，r = 0.09，ほとんど相関がない．
Q3
p = 0.7059，p ≧ 0.05 のため帰無仮説は採択されたので，年齢と自覚的ストレスに統計学的に有意な関係はない（相関はない）．
Q4
年齢と自覚的ストレスの相関係数 r = 0.09 で，ほとんど相関はなく，有意性も認められなかった．

Basic & Practice
看護学テキスト —看護研究

2023 年 3 月 31 日　　　初 版　　　第 1 刷発行

編　集	小林　美亜	
発行人	土屋　徹	
編集人	小袋　朋子	
発行所	株式会社Gakken	
	〒 141-8416 東京都品川区西五反田 2-11-8	
印刷製本	凸版印刷株式会社	

● この本に関する各種お問い合わせ先
　本の内容については，下記サイトのお問い合わせフォームよりお願いします．
　https://www.corp-gakken.co.jp/contact/
　在庫については　Tel 03-6431-1234（営業）
　不良品（落丁，乱丁）については　Tel 0570-000577
　　学研業務センター　〒 354-0045 埼玉県入間郡三芳町上富 279-1
　上記以外のお問い合わせは　Tel 0570-056-710（学研グループ総合案内）